Diabetes
Typ 2

Antworten auf die wichtigsten Fragen

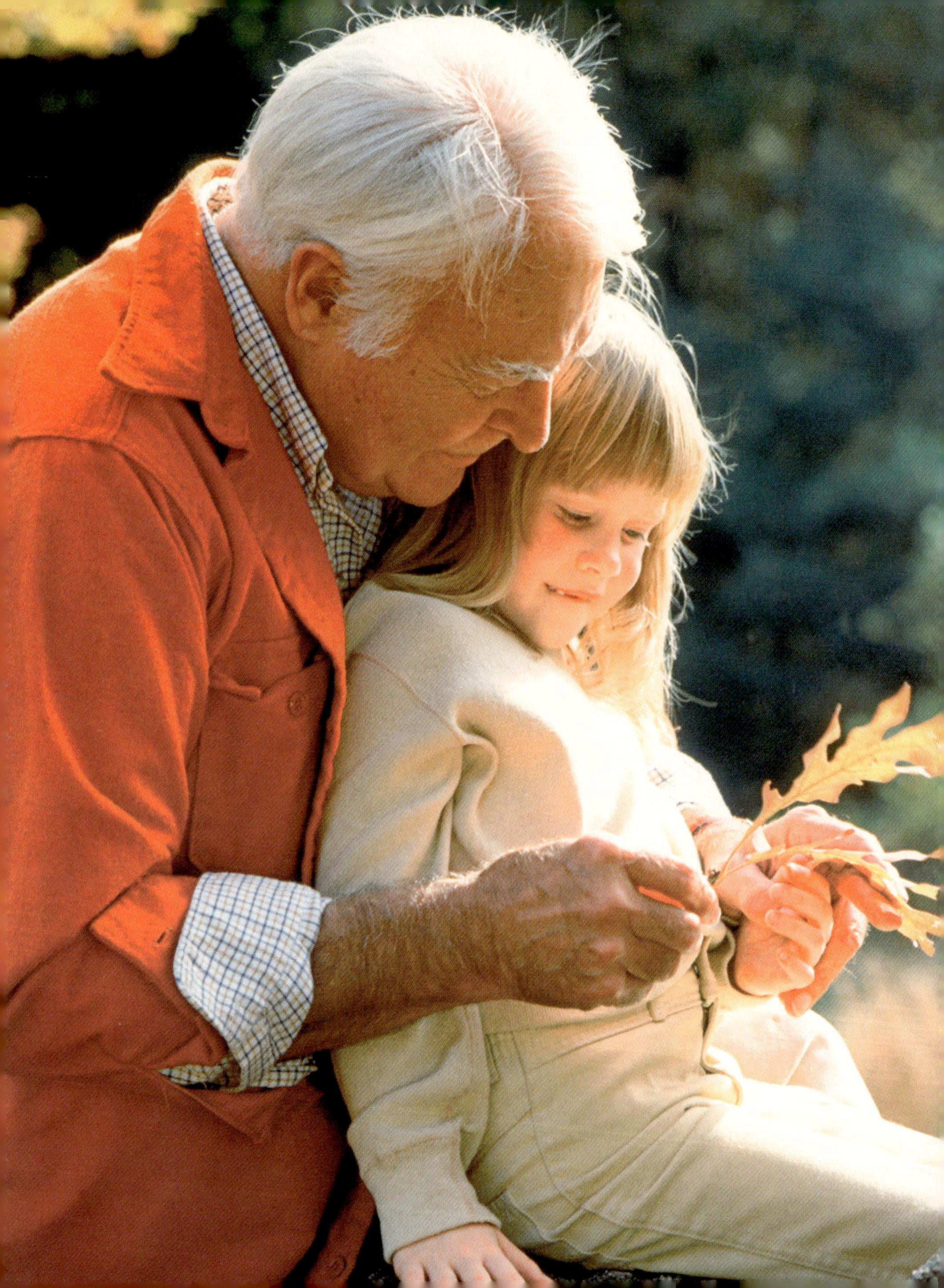

Diabetes
Typ 2

Antworten auf die wichtigsten Fragen

Rosemary Walker & Jill Rodgers

Dorling Kindersley

LONDON, NEW YORK, MELBOURNE, MÜNCHEN und DELHI

Lektorat Janet Mohun
Redaktion Kesta Desmond, Teresa Pritlove
Gestaltung Nicola Rodway
Designassistenz Iona Hoyle
Cheflektorat Adèle Hayward
Chefbildlektorat Emma Forge, Karla Jennings
DTP-Design Julian Dams
Herstellung Heather Hughes

Für die deutsche Ausgabe:
Programmleitung Monika Schlitzer
Projektbetreuung Kerstin Uhl
Herstellungsleitung Dorothee Whittaker
Herstellung Gerd Wiechcinski

Bibliografische Information Der Deutschen Bibliothek
Die Deutsche Bibliothek verzeichnet diese Publikation in der Deutschen Nationalbibliografie;
detaillierte bibliografische Daten sind im Internet über http://dnb.ddb.de abrufbar.

Titel der englischen Originalausgabe:
Type 2 Diabetes. Your Questions Answered

Übersetzung Dr. Martina Häusler
Redaktion Dr. Rainer Schöttle

ISBN 10: 3-8310-0942-2
ISBN 13: 978-3-8310-0942-8

Colour reproduction by Colourscan, Singapore
Printed and bound in Singapore by Tien Wah Press

Besuchen Sie uns im Internet
www.dk.com

HINWEIS

Die Informationen und Ratschläge in diesem Buch sind von den Autoren und vom Verlag sorgfältig erwogen und geprüft, dennoch kann eine Garantie nicht übernommen werden. Eine Haftung der Autoren bzw. des Verlags und seiner Beauftragten für Personen-, Sach- und Vermögensschäden ist ausgeschlossen.

Vorwort

Sehr geehrte Leser,

durch die Notwendigkeit der lebenslangen Behandlung des Diabetes entstehen für ca. 10 % der deutschen Bevölkerung vielfältige Probleme und Schwierigkeiten. Die größte Selbsthilfeorganisation der Diabetiker in Deutschland stellt der Deutsche Diabetiker Bund e.V. mit seinen 16 aktiven Landesverbänden und 850 Selbsthilfegruppen. Als Betroffenenverband begrüßen wir das Erscheinen dieses Buches insbesondere wegen der Anhaltspunkte zu den »großen und kleinen Alltagsproblemen« eines Menschen mit Diabetes.

Einer der wichtigsten Faktoren für ein weitgehend normales Leben als Diabetiker ist ein möglichst tiefgreifendes Wissen um die Erkrankung und ihre Behandlungsmöglichkeiten. In diesem Buch finden Sie die aktuellen Informationen zu allen Aspekten rund um das Thema Diabetes Typ 2, z.B. wie sich Betroffene ernähren sollten und was bei der Medikamentenanwendung zu beachten ist.

Diabetes Typ 2 ist eine schwerwiegende Erkrankung, die inzwischen in allen Altersstufen und Lebenslagen auftritt. Auch wenn Sie selbst nicht daran leiden, so können Sie doch von der Krankheit auch mittelbar betroffen sein! Als Angehöriger oder Partner eines Diabetikers kann der Diabetes auch von Ihnen im Zusammenleben viel abverlangen.

Wir wünschen Ihnen bei der Umsetzung der im Buch geschilderten Erfahrungen und Empfehlungen viele Erfolgsmomente!

Deutscher Diabetiker Bund e.V.
Der Bundesvorstand

Inhalt

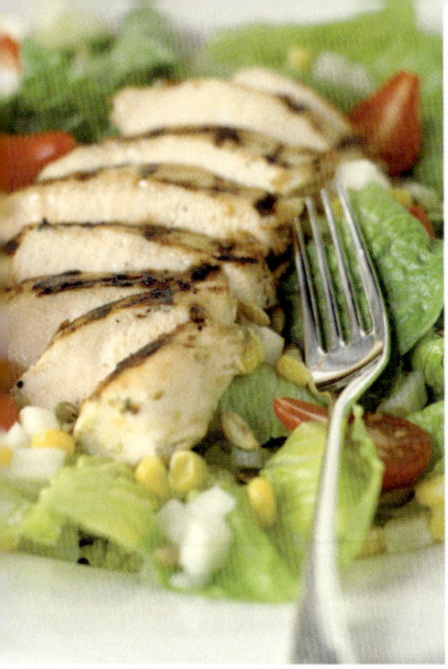
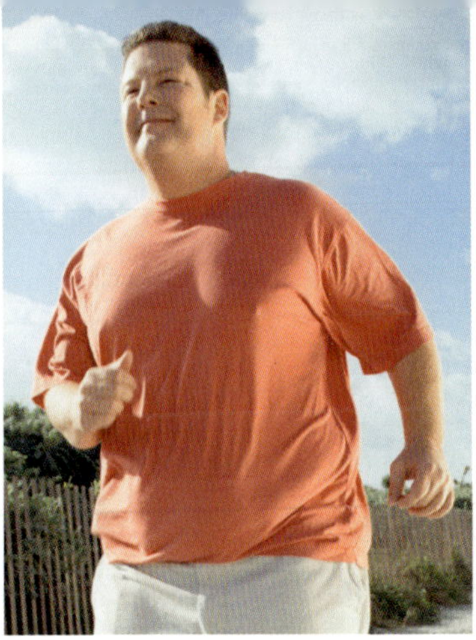
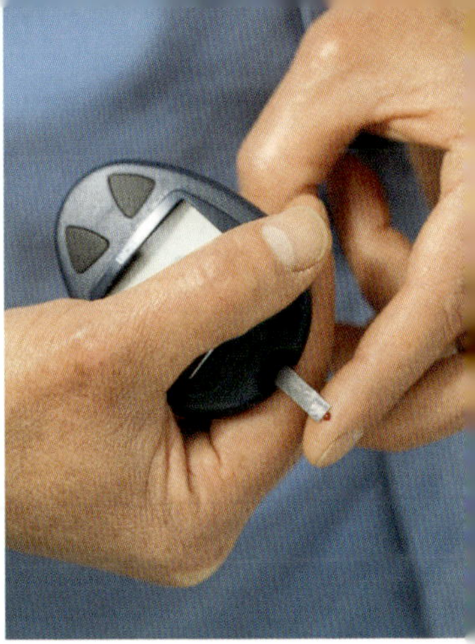

Mit Diabetes leben

Medikamente

Diabetische Spätfolgen

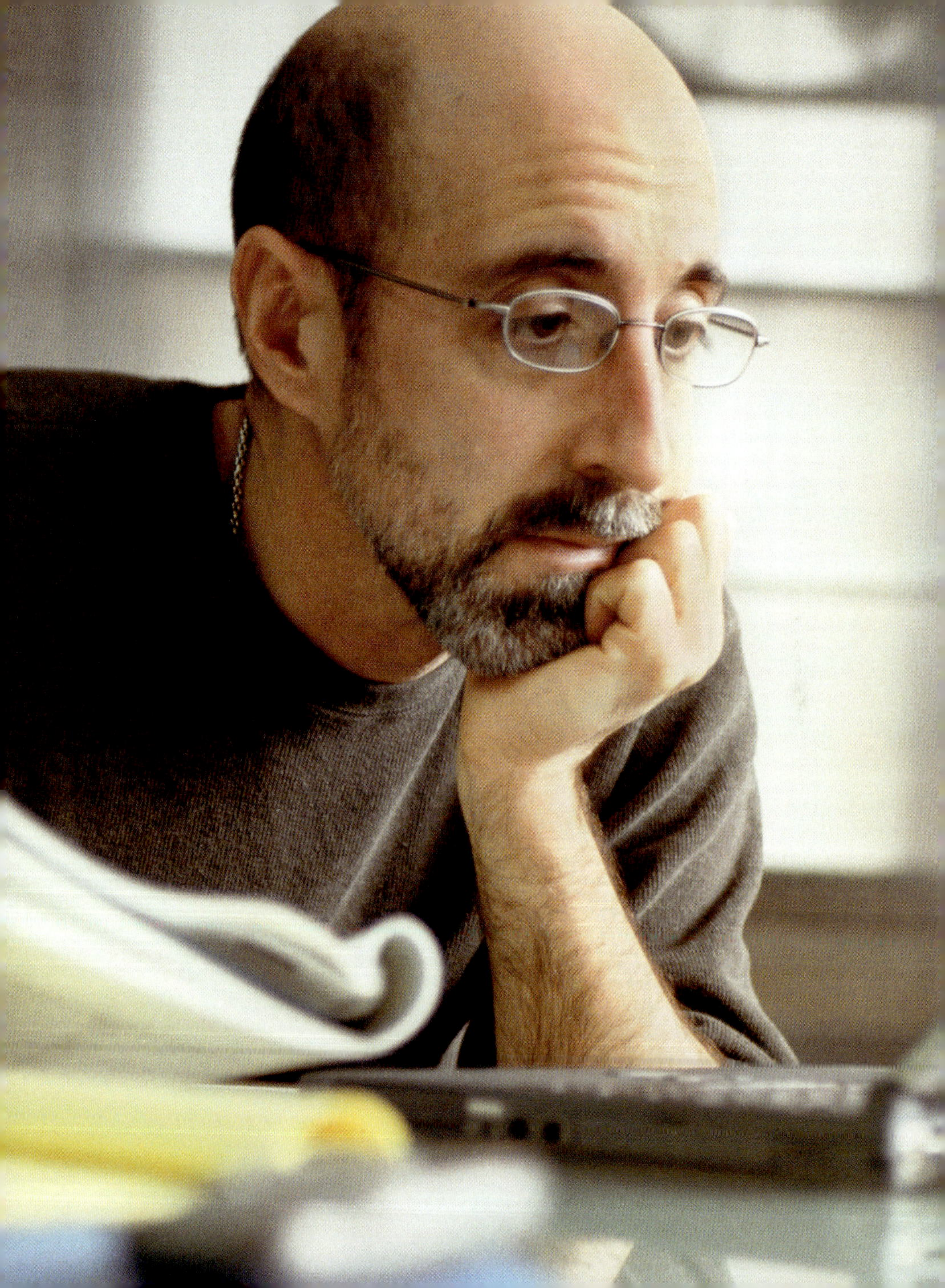

Was ist Diabetes Typ 2?

Bei Diabetes Typ 2 kann Ihr Körper Blutzuckerspiegel, Blutdruck und Blutfettwerte nicht regulieren. Dies wirkt sich sofort oder auf lange Sicht auf Ihre Gesundheit aus. Mit einer medizinischen Behandlung und einer Veränderung der Lebensgewohnheiten können die Risiken verringert werden. Früher waren von Diabetes Typ 2 vor allem ältere Menschen betroffen, doch zunehmend erkranken auch junge Leute.

Diabetes verstehen

Was ist Diabetes Typ 2?

Diabetes Typ 2 ist die häufigste Form des Diabetes und wurde früher »Altersdiabetes« genannt. Bei Diabetikern ist der Körper nicht in der Lage, Glukose (die wichtigste Energiequelle des Körpers) korrekt zu verarbeiten. Normalerweise wird Glukose von den Körperzellen aufgenommen und zur Energiegewinnung verbrannt. Bei Diabetes Typ 2 bleibt die Glukose jedoch im Blut, weil der Körper entweder nicht vollständig auf das Insulin (ein Hormon zur Regulierung des Blutzuckerspiegels) anspricht oder nicht genug von diesem Hormon produziert. Ein erhöhter Blutzuckerspiegel führt zu unterschiedlichen Symptomen, z.B. großem Durst, häufigem Wasserlassen oder Ausscheiden großer Harnmengen. Betroffene sind anfälliger für Herz-Kreislauf-Erkrankungen, denn Diabetes geht häufig mit erhöhtem Blutdruck und hohen Blutfettwerten einher. Ein hoher Blutzuckerspiegel kann unbehandelt zu Schäden der Nieren, Nerven und Augen führen. Sie können jedoch viel dazu beitragen, das Risiko für das Eintreten dieser Spätfolgen zu verringern.

Welcher Unterschied besteht zwischen Diabetes Typ 1 und Typ 2?

Bei Typ-1-Diabetikern liegt eine besondere genetische Veranlagung vor, die dazu führt, dass der Körper bestimmte eigene Zellen zerstört (ein derartiges Syndrom wird als Autoimmunerkrankung bezeichnet). Die meisten Typ-1-Diabetiker sind aus diesem Grund schon in jungen Jahren gezwungen, Insulin von außen aufzunehmen – entweder durch tägliche Injektionen oder durch Insulininfusionen per Pumpe.

F Ist Diabetes Typ 2 weniger schwerwiegend als Typ 1?

Auf keinen Fall. In mancher Hinsicht ist Diabetes Typ 2 sogar gefährlicher als Typ 1, da die Krankheit oft erst nach vielen Jahren erkannt wird. Es kann eventuell schon zu Spätfolgen gekommen sein, ohne dass Sie es bemerkt haben. Diabetes Typ 2 steht in Zusammenhang mit Erblindung, Nierenversagen und Nervenschädigungen. Da er auch mit Bluthochdruck und hohen Cholesterinwerten einhergeht, besteht die Gefahr von Herzerkrankungen. Dies führt dazu, dass die Arterien allmählich verdickt werden und der Blutfluss eingeschränkt ist, wodurch die Wahrscheinlichkeit für einen Herzinfarkt oder Schlaganfall steigt. Auch Übergewicht, vor allem überschüssiges Fett an der Taille, erhöht das Risiko für Herzerkrankungen.

F Warum entsteht Diabetes Typ 2?

Es gibt nicht nur eine Ursache für das Entstehen eines Diabetes Typ 2, sondern eine Vielzahl von Faktoren können dafür ausschlaggebend sein. Übergewicht und Bewegungsmangel sind zwei wesentliche Faktoren, die das Risiko erhöhen, an Diabetes Typ 2 zu erkranken. Auch andere Faktoren, wie z.B. Diabeteserkrankungen in der nahen Verwandtschaft oder die ethnische Herkunft, z.B. aus Südasien, Afrika oder Karibik, steigern das Risiko, an Diabetes Typ 2 zu erkranken (zu weiteren Ursachen für Diabetes siehe S. 21–23).

F Wie häufig ist Diabetes Typ 2?

Weltweit leiden etwa 130 Millionen Menschen an Diabetes Typ 2, und jedes Jahr werden es mehr. In Deutschland sind etwa sieben Millionen Menschen an Diabetes erkrankt, etwa 500000 sind es in Österreich und 250000 in der Schweiz. 85 % davon sind Typ-2-Diabetiker. Erfahrungsgemäß ist bei vielen Betroffenen die Erkrankung noch nicht diagnostiziert.

Warum erkranken immer mehr Menschen an Diabetes Typ 2?

Die Menschen bewegen sich heute im Alltag viel weniger als früher. Dadurch sind sie viel häufiger übergewichtig oder sogar fettleibig, wodurch das Risiko, an Diabetes Typ 2 zu erkranken, steigt. Aus demselben Grund nimmt auch die Zahl der Kinder und Jugendlichen mit Diabetes Typ 2 schnell zu.

Wie wirkt Insulin in meinem Körper?

Insulin ist ein Hormon (ein körpereigener chemischer Wirkstoff), der von der Bauchspeicheldrüse produziert und ausgeschüttet wird. Insulin wirkt wie ein Schlüssel und sorgt dafür, dass Glukose (aus kohlenhydrathaltigen Nahrungsmitteln) aus dem Blut in die Zellen gelangt, wo sie zur Energiegewinnung verbrannt wird. Normalerweise produziert der Körper unmittelbar und kurz nach der Nahrungsaufnahme, wenn mehr Glukose vorhanden ist, mehr Insulin, ansonsten weniger. Um zu verhindern, dass das Insulin den Blutzucker zu sehr absenkt, schüttet der Körper Glukagon (ein weiteres Hormon aus der Bauchspeicheldrüse) zur Regulierung aus.

Wie hoch ist mein Blutzuckerspiegel, wenn ich keinen Diabetes habe?

Wenn Sie nicht an Diabetes erkrankt sind, sorgen Insulin und Glukagon dafür, dass sich der Blutzuckerspiegel immer in einem engen Rahmen, zwischen 72 und 108mg/dl, bewegt. Ob Sie viele oder wenige Kohlenhydrate zu sich nehmen – Ihr Körper verfügt dann immer über genug Energie, um richtig zu funktionieren.

Wie hoch kann der Blutzuckerwert bei Diabetes Typ 2 steigen?

Bei der Diagnosestellung können in seltenen Fällen Blutzuckerwerte von bis zu 1800 mg/dl gemessen werden. Üblicherweise aber steigen sie auf 180–360 mg/dl. Dann sind die Symptome so ausgeprägt, dass Diabetes festgestellt wird (siehe S. 36–37).

F Was geschieht bei Diabetes Typ 2?

Da der Körper entweder nicht genug oder zu langsam Insulin produziert und/oder die Zellen gegen die Wirkung von Insulin resistent sind (siehe unten), kann der Blutzuckerspiegel nicht so genau wie bei gesunden Menschen reguliert werden. Das führt dazu, dass die Glukose nur schwer in die Zellen gelangt, um dort zur Energiegewinnung verbrannt zu werden, und dadurch im Blut verbleibt (siehe S. 16–17).

F Was bedeutet Insulinresistenz?

Der Begriff bedeutet, dass der Körper, selbst wenn er noch Insulin produziert, nicht ausreichend auf dieses reagiert, um die Zellen für die Glukose zu öffnen. Insulinresistenz kann durch Übergewicht und Bewegungsmangel entstehen. Wenn Sie Typ-2-Diabetiker sind, sind häufig auch Ihr Blutdruck und Ihre Cholesterinwerte erhöht.

F Woran merke ich, dass ich an Diabetes Typ 2 erkrankt bin?

Möglicherweise sind Sie symptomfrei – Diabetes wird oft bei einer Routine- oder einer Augenuntersuchung festgestellt. Häufig stehen die Symptome, wie z.B. Müdigkeit oder nächtlicher Harndrang, in Verbindung mit dem Älterwerden und lassen, insbesondere, wenn sie weniger stark ausgeprägt sind, gar nicht die Vermutung aufkommen, Sie könnten an Diabetes erkrankt sein. Auf S. 34–35 erfahren Sie mehr über die Symptome.

F Muss ich jeden Tag Insulin spritzen?

Durch Gewichtsabnahme, gesunde Ernährung und körperliche Bewegung können Sie den Blutzuckerspiegel für kurze Zeit oder jahrelang ohne Medikamente im empfohlenen Bereich halten. Ist der Blutzuckerspiegel jedoch regelmäßig zu hoch, wird der Arzt Ihnen Medikamente verschreiben, und Sie werden möglicherweise irgendwann Insulininjektionen benötigen (siehe S. 156–177).

MYTHOS ODER **WAHRHEIT?**

Mythos »Diabetes Typ 2 ist erst ernst, wenn man Insulininjektionen braucht.«

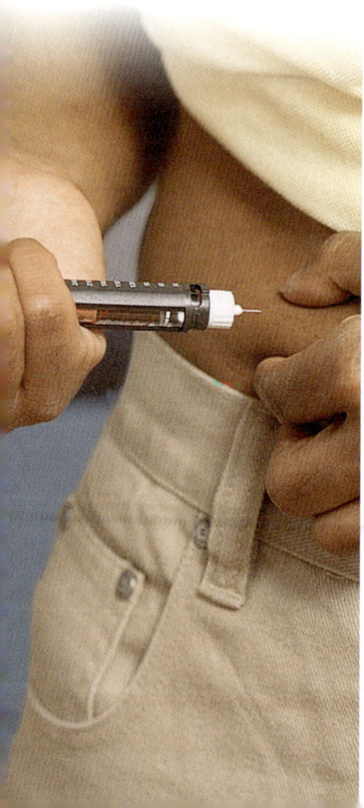

Wahrheit Wie problematisch Diabetes ist, hängt nicht davon ab, welche Behandlung notwendig ist, sondern davon, ob die Blutzucker- und Blutdruckwerte sich in einem gesunden Bereich befinden. Es ist beispielsweise viel schwer wiegender, wenn Ihr Blutzuckerspiegel zu hoch ist und sich nicht medikamentös unter Kontrolle halten lässt, als wenn er durch die Einnahme von Insulin eingestellt wird.

Ⓕ Warum muss ich mein Gewicht kontrollieren?

Ihr Gewicht hat einen Einfluss darauf, ob die körpereigenen Insulinvorräte ihre Aufgabe gut erfüllen und ob der Körper den Blutdruck einstellen kann. Auch Art und Dosis der Medikamente sind abhängig von Ihrem Gewicht. Übergewicht kann zu erhöhten Blutzucker-, Blutdruck- und Cholesterinwerten führen und steigert das Risiko für Komplikationen wie Herzerkrankungen. Es hat viele gesundheitliche Vorteile, wenn Sie Ihr Gewicht so halten, dass es Ihrer Körpergröße entspricht, oder bei Bedarf etwas abnehmen.

Ⓕ Verschlimmert sich Diabetes Typ 2 mit der Zeit?

Diabetes Typ 2 ist fortschreitend. Wenn er sich zu entwickeln beginnt, muss der Körper mehr Insulin produzieren, damit der Blutzuckerspiegel im gesunden Bereich bleibt. Gesündere Ernährung, Gewichtsabnahme und mehr Bewegung reichen anfangs vielleicht aus, um den Blutzuckerspiegel zu regulieren. Mit der Zeit wird der Körper jedoch wahrscheinlich nicht mehr genug Insulin produzieren können, besonders dann, wenn Sie übergewichtig sind. Früher oder später werden Sie Tabletten und wahrscheinlich Insulininjektionen benötigen, um den Blutzuckerspiegel auf Werte zwischen 72 und 126 mg/dl einzupendeln. Bei Diabetes Typ 2 ist es auch sehr wichtig, dass der Blutdruck im empfohlenen Bereich liegt. Wahrscheinlich werden Sie im Laufe der Zeit auch dafür verschiedene Tabletten benötigen.

Ⓕ Ist Diabetes heilbar?

Bis jetzt gibt es kein Heilmittel. Wichtig ist, dass Sie Ihre Krankheit im Griff haben, um weiterhin gesund leben zu können. Wenn Sie darauf achten, dass Blutdruck, Blutfettwerte und Blutzucker im empfohlenen Bereich liegen, können Sie diabetische Spätfolgen verhindern.

Glukoseverarbeitung im Körper

Glukose aus kohlenhydrathaltigen Nahrungsmitteln ist die wichtigste Energiequelle des Körpers. Bei gesunden Menschen wird die Glukosemenge im Blut von zwei Hormonen aus der Bauchspeicheldrüse reguliert. Bei Diabetes Typ 2 ist dieser Regulierungsmechanismus gestört und der Blutzuckerspiegel steigt. Langfristig schädigt ein zu hoher Blutzuckerspiegel die Augen, die Nieren und die Nerven.

Glukose gelangt nach der Nahrungsaufnahme in den Blutkreislauf

Der Blutzuckerspiegel steigt

Die Bauchspeicheldrüse produziert mehr Insulin

Das Insulin öffnet die Zellen für die Glukose

Die Zellen »verbrennen« Glukose zur Energiegewinnung; in der Leber wird Glukose in Glykogen umgewandelt und gespeichert

Der Blutzuckerspiegel sinkt

Die Bauchspeicheldrüse produziert Glukagon

Glukagon wandelt Glykogen (aus der Leber) in Glukose um, die ins Blut gelangt

EIN GESUNDER KÖRPER

Nach dem Essen gelangt die Glukose ins Blut und wird mithilfe des Insulins von den Körperzellen aufgenommen; ein Teil wird in der Leber als Glykogen gespeichert. Sinkt der Blutzuckerspiegel, z.B. zwischen den Mahlzeiten, wandelt Glukagon Glykogen in Glukose um und der Blutzuckerspiegel steigt wieder.

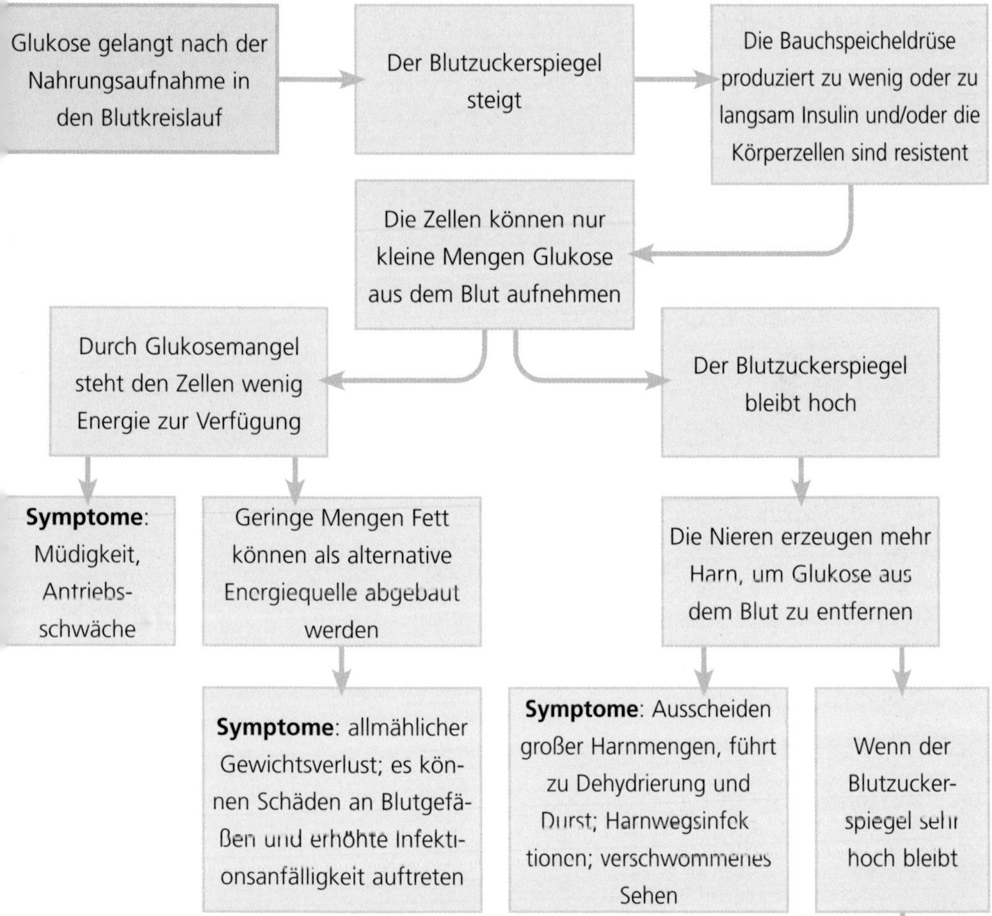

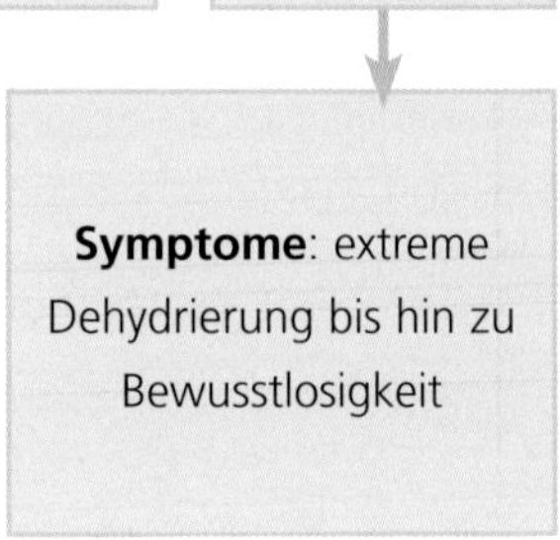

DIABETES TYP 2

Die Bauchspeicheldrüse produziert zu wenig/zu langsam Insulin oder die Körperzellen sind resistent. Ihr Blutzuckerspiegel steigt und die Zellen können zur Energiegewinnung keine Glukose verbrennen. Bleibt Ihr Blutzuckerspiegel über lange Zeit erhöht, kommt es zur Schädigung von Augen, Nieren und Nerven.

Diabetes Typ 2 und Herzerkrankungen

Ⓕ **Welcher Zusammenhang besteht zwischen Diabetes Typ 2 und Herzerkrankungen?**

Bei Diabetes Typ 2 ist nicht nur der Blutzuckerspiegel erhöht. Wahrscheinlich werden auch andere Probleme am Herzen und an den Blutgefäßen auftreten – z.B. Bluthochdruck und hohe Cholesterinwerte. Der Zusammenhang zwischen Bluthochdruck und Diabetes ist noch nicht eindeutig geklärt. Vermutlich wird der Bluthochdruck durch den hohen Insulingehalt im Blut ausgelöst, der bei Diabetes Typ 2 auf die Insulinresistenz zurückzuführen ist. Als Folge davon vernarben die Blutgefäße und es bilden sich harte Ablagerungen. Die Blutgefäße verengen sich, was den Blutfluss erschwert. Damit steigt das Risiko für Gefäßverschlüsse, und es kann zu Angina pectoris (starke Schmerzen im Brustbereich) oder zum Herzinfarkt kommen.

Ⓕ **Was sind kardiovaskuläre Krankheiten?**

»Kardio« bedeutet Herz, »vaskulär« bezieht sich auf die Gefäße, durch die das Blut zirkuliert. Wenn Sie Typ-2-Diabetiker sind, können Herz-Kreislauf-Probleme auftreten, wie z.B. Bluthochdruck, Erhöhung der Blutfettwerte, Angina pectoris, Herzinfarkt, Schlaganfall, periphere Gefäßerkrankung (Schmerzen in den Beinen bei Bewegung oder in Ruhe auf Grund eingeschränkter Durchblutung) und Herzinsuffizienz. Bei Diabetikern ist das Risiko für Herz-Kreislauf-Erkrankungen zwei- bis fünfmal höher als bei gesunden Menschen. Herz-Kreislauf-Erkrankungen gehören zu den häufigsten Komplikationen bei Diabetes Typ 2.

Ⓕ Woher weiß ich, ob ich an einer Herz-Kreislauf-Erkrankung leide?

Herz-Kreislauf-Erkrankungen verursachen oft keine Symptome und zeigen sich manchmal erst durch einen Herzinfarkt oder Schlaganfall. Ihr Arzt kann jedoch auf Anzeichen für Herz-Kreislauf-Erkrankungen achten, wie z.B. Bluthochdruck und einen hohen Cholesterinspiegel im Blut. Zeigen die Untersuchungsergebnisse eine Erkrankung an, kann sie behandelt werden, selbst wenn Sie sich nicht krank fühlen. Daher ist es wichtig, regelmäßig Blutdruck und Cholesterinwerte kontrollieren zu lassen.

Ⓕ Gibt es Medikamente, die Herz-Kreislauf-Erkrankungen vorbeugen?

Die regelmäßige Einnahme von niedrig dosiertem Aspirin (oder anderen blutverdünnenden Tabletten, wenn Sie kein Aspirin vertragen) nach Absprache mit Ihrem Arzt kann das Risiko reduzieren. Wenn nötig, wird der Arzt Ihnen Tabletten zur Senkung des Cholesterinspiegels verschreiben. Aber selbst wenn Sie Tabletten nehmen, sind eine gesunde Ernährung und Bewegung wichtig, um das Risiko für Herz-Kreislauf-Erkrankungen zu reduzieren.

Ⓕ Was sind »erhöhte Blutfettwerte«?

Bei Diabetes Typ 2 sind die Werte für Cholesterin und Triglyceride – zwei Typen von Blutfetten (Lipiden) – meist erhöht (Hyperlipidämie). Beide Blutfette sind in kleinen Mengen wichtig für den Körper, doch im Übermaß können sie die Arterien schädigen. Im Blut kommen zwei Arten von Cholesterin vor: HDL (Lipoprotein mit hoher Dichte) und LDL (Lipoprotein mit niedriger Dichte). Bei gesunden Menschen ist der Wert für HDL größer als der für LDL, doch bei Typ-2-Diabetikern ist das Verhältnis häufig umgekehrt. Eine Behandlung der erhöhten Lipide zielt sowohl auf die Senkung Ihrer Blutfettwerte als auch auf eine Verbesserung des Verhältnisses von HDL zu LDL, wodurch einer Gefäßverengung vorgebeugt wird.

F Wieso beugt eine Gewichtsabnahme Herz-Kreislauf-Erkrankungen vor?

Wenn Sie übergewichtig sind und an Diabetes Typ 2 leiden, ist jede Gewichtsabnahme sehr wichtig, selbst wenn es nur wenige Kilo sind. Durch Abnehmen und mehr Bewegung können Sie den Blutdruck und den Cholesterinspiegel senken. Ihr Körper kann das selbst hergestellte Insulin besser verwerten, und das Herz wird weniger belastet.

F Kann ich durch körperliche Aktivität einer Herz-Kreislauf-Erkrankung vorbeugen?

Ja, bereits 30 Minuten leichte Aktivität fünfmal die Woche helfen, den Blutdruck unter Kontrolle zu halten und den Cholesterinspiegel zu senken, wodurch sich das Risiko für Herz-Kreislauf-Erkrankungen verringert. Körperliche Aktivität hilft beim Abnehmen, denn Sie verbrennen nicht nur bei der Bewegung mehr Kalorien, sondern auch in Ruhephasen, weil durch die Bewegung der Stoffwechsel angekurbelt wird. Auf S. 78–97 erfahren Sie, wie Sie noch aktiver werden können.

F Wie wichtig ist es für Typ-2-Diabetiker, mit dem Rauchen aufzuhören?

Sehr wichtig. Als Raucher haben Sie ohnehin ein wesentlich höheres Risiko für Herz-Kreislauf-Erkrankungen, Herzinfarkt und Schlaganfall. Diabetes Typ 2 erhöht dieses Risiko noch zusätzlich. Raucherentwöhnungskliniken und Nikotinersatztherapien, z.B. mit Pflastern oder Kaugummis, helfen Ihnen, sich das Rauchen abzugewöhnen.

F Bei mir wurde Diabetes Typ 2 nach einem Herzinfarkt diagnostiziert. Wie kann ich einem weiteren Infarkt vorbeugen?

Die Einnahme der vom Arzt verordneten Medikamente zur Senkung von Blutdruck und Cholesterinwerten, zur Förderung der Durchblutung und zur Einstellung des Blutzuckerspiegels ist sehr wichtig. Entspannungsübungen und die Teilnahme an einem Herzrehabilitationsprogramm senken das Risiko zusätzlich. Sie sollten darüber hinaus mit dem Rauchen aufhören und sich regelmäßig körperlich betätigen.

Ursachen für Diabetes Typ 2

F Kann ich herausfinden, warum ich an Diabetes Typ 2 erkrankt bin?

Diabetes Typ 2 entsteht als Folge verschiedener Faktoren. Es lässt sich nicht genau sagen, warum Sie daran erkrankt sind. Einige Risikofaktoren, wie z.B. ethnische Herkunft und nahe Verwandte, die ebenfalls an Diabetes erkrankt sind, sind genetisch bedingt und können daher nicht beeinflusst werden. Bei anderen Faktoren, wie Übergewicht oder Bewegungsarmut, liegt die Ursache in Ihrer Lebensweise. Welche Umstände auch immer die Krankheit verursacht haben – Diabetes ist zwar nicht heilbar, doch Sie können viel dazu beitragen, nach der Diagnose gut damit zu leben.

F Bekomme ich Diabetes, wenn ich zu viel Zucker esse?

Nicht direkt. Zucker an sich verursacht keinen Diabetes, doch der Verzehr von zuckerhaltigen Nahrungsmitteln kann zu Übergewicht führen, und Übergewicht begünstigt die Entstehung von Diabetes Typ 2. Deshalb ist es so wichtig, ein für die Größe angemessenes Gewicht zu halten und dadurch die Entstehung von Diabetes Typ 2 zu verhindern.

F Kann Diabetes Typ 2 durch eine Virusinfektion verursacht worden sein?

Nein. Nur Diabetes Typ 1 kann durch eine Virusinfektion hervorgerufen werden, bei Personen mit einer genetischen Veranlagung (siehe S. 10). Es ist aber möglich, dass sich Diabetes Typ 2 bei einer Erkrankung oder Virusinfektion bemerkbar macht, weil der Körper dann mehr Glukose produziert und nicht genügend Insulin herstellen kann, um die Glukose zu verarbeiten. Dadurch steigt der Blutzuckerspiegel rasch, die Symptome entwickeln sich schnell, und Diabetes kann diagnostiziert werden.

Ⓕ Warum steigt bei Übergewicht das Risiko, an Diabetes Typ 2 zu erkranken?

Übergewicht kann dazu führen, dass die Körperzellen gegen die Wirkung des vom Körper produzierten Insulins resistent werden. Bei Fettleibigkeit (Gewicht 20% oder mehr über dem Idealgewicht) steigt das Risiko, an Diabetes Typ 2 zu erkranken, noch weiter. Wichtig ist auch, wo sich das überflüssige Gewicht befindet. Macht es sich mehr im Bauchbereich als an Hüften und Oberschenkeln bemerkbar, besteht ein noch höheres Erkrankungsrisiko. Mehr zu Körperform und Gewicht auf S. 66–69.

MEDIKAMENTE, DIE DAS DIABETESRISIKO ERHÖHEN

Einige Medikamente zur Behandlung chronischer Krankheiten können zu erhöhtem Blutzuckerspiegel führen oder die Wirkung des Insulins beeinträchtigen. Die Einnahme folgender Medikamente steigert das Risiko, an Diabetes Typ 2 zu erkranken. Setzen Sie die Medikamente aber nicht ab, sondern sprechen Sie mit Ihrem Arzt.

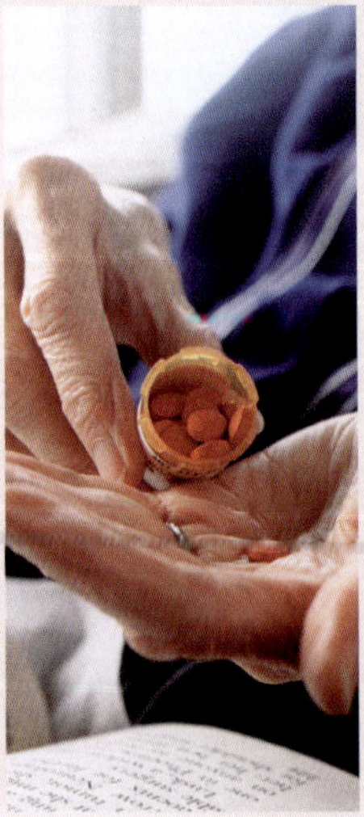

Steroide, z.B. Prednisolon und Dexamethason. Sie werden zur Behandlung von Entzündungskrankheiten, wie z.B. chronische Darmentzündung oder rheumatische Arthritis, eingesetzt.

Thiaziddiuretika, z.B. Bendroflumethiazid. Sie dienen zur Entwässerung des Körpers und werden zur Behandlung von Bluthochdruck oder Herzinsuffizienz verordnet.

Betarezeptorenblocker, z.B. Propranalol, oder gefäßerweiternde Medikamente, z.B. Diazoxid. Werden häufig bei Bluthochdruck eingesetzt.

Immunsuppressiva, z.B. Zyklosporin. Wird eingesetzt, um die Abstoßung von Organen nach Transplantationen zu verhindern.

(F) Warum begünstigen einige Krankheiten die Entstehung von Diabetes Typ 2?

Neben Diabetes gibt es noch andere Krankheiten, die die Produktion oder Wirkung von Insulin beeinträchtigen. Folgende Krankheiten erhöhen das Risiko für Diabetes Typ 2: Pankreatitis (eine Entzündung der Bauchspeicheldrüse), Mukoviszidose (eine Erbkrankheit, die zur Verdickung von Körpersekreten führt) und Hämochromatose (eine Eisenspeicherungskrankheit, die allmählich zur Zerstörung der insulinproduzierenden Zellen führt). Daneben gibt es einige hormonelle Störungen, die die Entstehung von Diabetes Typ 2 begünstigen. Die häufigsten Hormonstörungen in Verbindung mit Diabetes sind das Cushing-Syndrom, bei dem die Nebennieren zu viel Steroide produzieren, und die Akromegalie, bei der in der Hypophyse zu viel Wachstumshormon hergestellt wird. Diese Hormone beeinträchtigen die Wirkung von Insulin, was zu einem erhöhten Blutzuckerspiegel führt.

(F) Kann man in der Schwangerschaft an Diabetes Typ 2 erkranken?

Ja. Eine Form des Diabetes ist der so genannte Schwangerschaftsdiabetes (Gestationsdiabetes). Während der Schwangerschaft steigert der Körper den Blutzuckerspiegel, um das wachsende Baby zu versorgen. Dadurch erhöht sich wiederum Ihr Insulinbedarf. Kann der Körper jedoch nicht genug Insulin herstellen, bleibt der Blutzuckerspiegel hoch und es kommt zur Diagnose des Schwangerschaftsdiabetes. Wenn Sie einmal an Gestationsdiabetes erkrankt waren, haben Sie ein erhöhtes Risiko für Diabetes Typ 2, denn es hat sich gezeigt, dass Ihr Körper tendenziell nicht in der Lage ist, den Blutzuckerspiegel zu regulieren. Wenn Sie sich regelmäßig körperlich bewegen und Ihr Gewicht im empfohlenen Rahmen halten, können Sie jedoch die Wahrscheinlichkeit verringern, an Diabetes Typ 2 zu erkranken.

Wer erkrankt daran?

F Kann man mit Diabetes Typ 2 geboren werden?

Nein. Diabetes Typ 2 entwickelt sich schleichend. Hauptsächlich sind Menschen über 40 betroffen, doch zunehmend erkranken auch Kinder und Jugendliche daran, insbesondere wenn sie übergewichtig und körperlich wenig aktiv sind.

F Wie groß ist die Wahrscheinlichkeit, an Diabetes Typ 2 zu erkranken, wenn ein oder beide Elternteile davon betroffen sind?

Ist ein Elternteil an Diabetes Typ 2 erkrankt, besteht ein geringfügig erhöhtes Risiko, dass auch Sie daran erkranken werden. Sind beide Elternteile betroffen, ist die Wahrscheinlichkeit viel höher. Sind in der nahen Verwandtschaft viele Fälle von Diabetes aufgetreten, können Sie das Risiko verringern, indem Sie Ihr Gewicht im empfohlenen Rahmen halten und, wenn nötig, körperlich aktiver werden.

F Bei meiner Schwester wurde Diabetes Typ 2 festgestellt. Sollte ich mich auch untersuchen lassen?

Leiden eine Schwester oder ein Bruder an Diabetes Typ 2, haben auch Sie ein erhöhtes Risiko, daran zu erkranken. Bei eineiigen Zwillingen ist die Wahrscheinlichkeit sogar sehr hoch. Ein Bluttest zeigt, ob Sie an Diabetes Typ 2 leiden (siehe S. 36–37). Wird festgestellt, dass Sie nicht an Diabetes erkrankt sind, können Sie dazu beitragen, das Risiko einer späteren Erkrankung zu verringern.

F Ich bin übergewichtig. Heißt das, dass ich an Diabetes erkranken werde?

Nicht unbedingt, aber bei Übergewicht kann der Körper den Zuckerspiegel nicht mehr gut regulieren, und dadurch kann es zu Diabetes Typ 2 kommen. Sie können Ihr Erkrankungsrisiko drastisch verringern, indem Sie abnehmen. Die Verteilung des Gewichts spielt ebenfalls eine Rolle. Wer überflüssige Pfunde eher um die Taille als an der Hüfte aufweist, ist anfälliger für Diabetes Typ 2 (siehe S. 66–69).

Ⓕ **Ist die ethnische Abstammung ein Risikofaktor für Diabetes Typ 2?**

Ja, durchaus. Bei Menschen, die aus Südasien, aus Afrika oder der Karibik stammen, ist das Risiko, an Diabetes Typ 2 zu erkranken, mindestens fünfmal höher als bei Europäern.

Ⓕ **Meine Kinder waren bei der Geburt sehr groß, aber ich hatte keinen Schwangerschaftsdiabetes. Werde ich nie an Diabetes Typ 2 erkranken?**

Babys sind u.a. dann sehr groß, wenn sie mehr Insulin produzieren müssen, um die überschüssige Glukose, die ihnen durch die Plazenta zugeführt wird, zu verarbeiten. Selbst wenn bei Ihnen kein Schwangerschaftsdiabetes festgestellt wurde, kann man überprüfen, ob ein erhöhter Blutzuckerspiegel vorlag, und daraus schließen, ob Ihr Risiko, an Diabetes Typ 2 zu erkranken, erhöht ist.

RISIKOFAKTOREN FÜR DIABETES TYP 2

Ob Sie an Diabetes Typ 2 erkranken werden, hängt von einer Reihe unterschiedlicher Faktoren ab, wie z.B. dem familiären Hintergrund, Gewicht und Figur, sowie davon, wie viel Bewegung Sie haben.

NIEDRIGES RISIKO	**ERHÖHTES RISIKO**
Wenige oder nur ein Familienmitglied mit Diabetes	Viele Diabetiker in der Familie
Europäische Herkunft	Afrikanische, karibische oder südasiatische Herkunft
Kein Schwangerschaftsdiabetes	Schwangerschaftsdiabetes
Ausreichend körperliche Betätigung	Sehr wenig körperliche Betätigung
Normalgewicht, der Körpergröße entsprechend	Übergewicht, viel Fett um die Taille

Diabetes Typ 2 bei Jugendlichen

Ⓕ Können Kinder und Jugendliche an Diabetes Typ 2 erkranken?

Ja. Früher waren von Diabetes Typ 2 nur ältere Menschen betroffen, aber da Kinder und Jugendliche zunehmend übergewichtig und körperlich wenig aktiv sind, hat die Häufigkeit von Diabetes Typ 2 in dieser Altersgruppe in den letzten Jahren dramatisch zugenommen.

Ⓕ Wie viele junge Menschen leiden an Diabetes Typ 2?

In Deutschland leiden etwa 5000 Kinder an Diabetes Typ 2. Kinder, die heute geboren werden, haben aufgrund von Übergewicht und Bewegungsmangel ein wesentlich höheres Risiko, an Diabetes Typ 2 und Herzleiden zu erkranken. In den nächsten 15 Jahren werden Jugendliche fast die Hälfte aller neu diagnostizierten Diabetesfälle ausmachen.

Ⓕ Ist es schlimmer, als Jugendlicher an Diabetes Typ 2 zu erkranken?

Die Krankheit ist immer schwer wiegend, unabhängig vom Alter des Erkrankten. Es besteht jedoch ein Zusammenhang zwischen den diabetischen Spätfolgen und der Erkrankungsdauer. Wenn Sie bereits als junger Mensch Diabetes haben, ist das Risiko, an einer der diabetischen Spätfolgen, wie Herzkrankheit oder Augen-, Nieren- und Nervenschäden, zu erkranken, wesentlich höher.

Ⓕ Wächst sich der Diabetes Typ 2 bei Kindern aus?

Diabetes ist nicht heilbar. Das Risiko für Spätfolgen lässt sich aber durch Gewichtsreduktion und mehr Bewegung verringern. Infolge solcher Veränderungen kann der Körper das natürlich produzierte Insulin besser verwerten.

Ⓕ Wie werden Kinder und Jugendliche mit Diabetes Typ 2 am besten behandelt?

Die beste Methode besteht darin, ihnen durch gesunde Ernährung und mehr Bewegung beim Abnehmen zu helfen (siehe S. 78–97). Wenn das Kind die entsprechend veränderten Lebensgewohnheiten dauerhaft beibehält, kann die Notwendigkeit für Tabletten und Insulinspritzen hinausgezögert werden, und die verschriebenen Medikamente können bestmöglich wirken.

Ⓕ Bei meiner 20-jährigen Tochter wurde Diabetes Typ 2 festgestellt. Wie wird sich dies auf ihr Leben auswirken?

Sie wird immer auf die Erkrankung Rücksicht nehmen müssen, indem sie sich gesund ernährt, sich ausreichend bewegt und die verschriebenen Medikamente konsequent einnimmt. Ansonsten bestehen keine Einschränkungen, es sei denn, sie möchte einen Beruf ergreifen, der besondere Regeln für Diabetiker vorsieht (siehe S. 124)

Ⓕ Was ist MODY?

MODY ist eine seltene Form des Diabetes, die etwa einen von 100 Diabetikern betrifft. MODY tritt bei Teenagern oder jungen Erwachsenen auf und ähnelt dem Diabetes Typ 2 insofern, als die Behandlung gesunde Ernähung und mehr Bewegung vorsieht und, wenn nötig, auf Tabletten und/oder Insulin zurückgreift. Da es verschiedene Formen mit unterschiedlichem Risiko für Spätfolgen gibt, sollte ein Gentest durchgeführt werden (siehe unten).

Ⓕ Seit ich 19 bin, behandle ich meinen Diabetes mit Tabletten. Woher weiß ich, ob es sich um MODY oder um Diabetes Typ 2 handelt?

An MODY erkranken nur Menschen mit einer genetischen Veranlagung, die dazu führt, dass die insulinproduzierenden Zellen in der Bauchspeicheldrüse nicht richtig arbeiten. Dadurch stellt der Körper weniger Insulin her. MODY kann durch einen Gentest erkannt werden. Sind mehrere Familienmitglieder in jungen Jahren an Diabetes erkrankt, kann ein Gentest zeigen, welche Art von Diabetes vorliegt.

Diabetische Spätfolgen

Ⓕ **Bei mir wurde Diabetes Typ 2 festgestellt. Welche gesundheitlichen Probleme kommen langfristig auf mich zu?**

Zwei Arten von Komplikationen können langfristig auf Sie zukommen. Erstens: Herz-Kreislauf-Erkrankungen (makrovaskuläre Probleme), zweitens: Schäden an Augen, Füßen, Nieren und Nerven (mikrovaskuläre Probleme). Diese Komplikationen sind zwar schwer wiegend, jedoch durchaus vermeidbar. Durch einen gesunden Lebensstil und enge Zusammenarbeit mit dem Arzt, einschließlich der Wahrnehmung aller nötigen Kontrolluntersuchungen, können Sie viel dazu beitragen, dieses Risiko zu verringern.

Ⓕ **Wie lange dauert es normalerweise, bis es nach Diagnosestellung zu Komplikationen des Diabetes Typ 2 kommt?**

Komplikationen brauchen mindestens fünf bis zehn Jahre, um sich zu entwickeln, doch da Diabetes Typ 2 oft jahrelang unerkannt bleibt, können zum Zeitpunkt der Diagnose bereits Komplikationen eingetreten sein. Wenn Sie wissen, dass Sie an Diabetes leiden, können Sie das Auftreten der Komplikationen hinauszögern.

Ⓕ **Welche Herzprobleme können auf mich zukommen?**

Diabetes Typ 2 steht in engem Zusammenhang mit Bluthochdruck und hohen Cholesterinwerten. Diese Faktoren erhöhen das Risiko für Herz-Kreislauf-Erkrankungen und Herzinfarkt (siehe S. 180–183).

Ⓕ **Warum kann Diabetes zu Nierenproblemen führen?**

Ein über Jahre hinweg erhöhter Blutzuckerspiegel kann das Filtersystem der Nieren schädigen (siehe S. 188–189). Unbehandelt kann das dazu führen, dass die Funktionsfähigkeit der Nieren zerstört wird. Der Arzt wird ein- bis zweimal jährlich eine Urinuntersuchung durchführen, um mögliche Schäden frühzeitig aufzudecken.

F Stimmt es, dass Diabetes das Sehvermögen beeinträchtigt?

Wird bei Ihnen Diabetes festgestellt, leiden Sie möglicherweise unter verschwommener Sicht. Dies hängt mit den hohen Blutzuckerwerten zusammen und ist meist nur vorübergehend. Sobald der Blutzuckerspiegel sinkt, normalisiert sich die Sehkraft wieder. Eine der diabetischen Spätfolgen ist Retinopathie. Dabei werden die kleinen Blutgefäße am Augenhintergrund beschädigt. Wird die Retinopathie frühzeitig erkannt, kann sie erfolgreich behandelt werden, doch unbehandelt schädigt sie das Sehvermögen. Jährliche Augenuntersuchungen sind wichtig, um eine Retinopathie frühzeitig zu erkennen (siehe S. 184–185).

F Warum leiden Diabetiker häufig an Fußproblemen?

Sind die Blutzuckerwerte über einen langen Zeitraum hinweg stark erhöht, kann es zu Durchblutungsstörungen und Nervenschäden kommen. Die Empfindungsfähigkeit in den Füßen wird herabgesetzt. Sie werden dadurch anfälliger für Geschwüre an Füßen und Beinen, und die Fußknochen können leicht Schaden nehmen (siehe S. 190–193).

F Wie wirkt sich Diabetes auf mein Sexualleben aus?

Bei Männern kann es langfristig durch die Nervenschädigungen und Durchblutungsstörungen zu Erektionsstörungen kommen. Für die erektile Dysfunktion gibt es verschiedene Behandlungsmöglichkeiten (siehe S. 196–197).

F Wie kann ich verhindern, an diabetischen Spätfolgen zu erkranken?

Eine gute Einstellung von Blutdruck und Blutzucker ist enorm wichtig. Ernähren Sie sich gesund, bewegen Sie sich viel, nehmen Sie ab, geben Sie das Rauchen auf und nehmen Sie Ihre Tabletten oder Ihr Insulin nach Vorschrift. Nehmen Sie die jährlichen Kontrolluntersuchungen wahr. Kontrollieren Sie täglich Ihre Füße und gehen Sie bei Verletzungen oder Auffälligkeiten zum Arzt (siehe S. 190–193).

Das Risiko für Diabetes Typ 2 reduzieren

Ⓕ **Kann man Diabetes Typ 2 verhindern?**

Wenn Sie zu Diabetes neigen, weil Familienmitglieder an Diabetes Typ 2 erkrankt sind oder Sie an Schwangerschaftsdiabetes litten, kann ein veränderter Lebensstil dazu beitragen, den Ausbruch der Krankheit zu verhindern oder hinauszuzögern. Dazu gehören gesündere Ernähung, mehr Bewegung, und wenn nötig Gewichtsabnahme. Mit dem Rauchen aufzuhören und weniger Alkohol zu trinken, beeinflusst zwar nicht das Risiko, an Diabetes zu erkranken, trägt jedoch dazu bei, z.B. einer Herzerkrankung vorzubeugen.

Ⓕ **Warum soll das Körpergewicht der Körpergröße entsprechen?**

Dadurch ist der Körper in der Lage, Glukose und Insulin so effektiv wie möglich zu nutzen. Bei Übergewicht steigt die Resistenz gegenüber Insulin.

Ⓕ **Warum ist Bewegung so wichtig?**

Mit körperlicher Betätigung können Sie Ihr Gewicht leichter halten oder bei Bedarf abnehmen. Dadurch kann der Körper Glukose besser speichern und verarbeiten. Durch Bewegung bleiben Herz und Blutgefäße gesund – all dies ist sehr wichtig, wenn Sie ein erhöhtes Risiko haben, an Diabetes zu erkranken.

Ⓕ **Kann ich abnehmen, wenn ich nur meine Ernährungsgewohnheiten verändere?**

Ja. Bewegung kann jedoch dabei helfen: Durch Bewegung können überschüssige Kalorien verbrannt werden. Um abzunehmen, ist es das Beste, die Kalorienzufuhr zu reduzieren und mehr Energie zu verbrennen, als zugeführt wird.

Ⓕ **Ich bin 50 und schon lange übergewichtig. Kann ich verhindern, an Diabetes zu erkranken, wenn ich jetzt abnehme?**

Bei Übergewicht ist das Abnehmen immer gesundheitsfördernd, unabhängig vom Alter. Es gibt jedoch keine Garantie dafür, dass Sie dadurch nicht an Diabetes Typ 2 erkranken werden. Wenn Sie aber für Ihre Größe das richtige Körpergewicht haben, können Sie Ihr Risiko drastisch verringern. Selbst wenn Sie an Diabetes Typ 2 erkranken, wird sich eine Gewichtsabnahme positiv auswirken.

Ⓕ **Ich war schon immer schlank. Bin ich vor Diabetes Typ 2 geschützt?**

Wenn das Gewicht der Köpergröße entspricht, ist das Risiko, an Diabetes Typ 2 zu erkranken, deutlich geringer. Die Figur spielt jedoch ebenfalls eine Rolle. Befindet sich mehr Fett um die Taille als an der Hüfte, steigt das Diabetesrisiko. Überprüfen Sie anhand von Body-Mass-Index (BMI) und Taillenumfang, ob Ihr Gewicht und Ihre Figur Risikofaktoren darstellen (siehe S. 66–69).

Ⓕ **In meiner Familie gibt es viele Diabetiker. Ich will meine Kinder vor Diabetes schützen. Was soll ich tun?**

Aufgrund Ihrer Familiengeschichte haben Ihre Kinder ein erhöhtes Risiko, an Diabetes Typ 2 zu erkranken. Bei Übergewicht liegt das Risiko noch höher. Erklären Sie Ihren Kindern den Zusammenhang zwischen Diabetes Typ 2 und kalorienhaltiger, fettreicher Nahrung. Nehmen Sie Ihre Kinder zum Einkaufen mit, lassen Sie sie beim Kochen und bei der Abwandlung von Rezepten (siehe S. 61) helfen und erklären Sie ihnen die Nährwertangaben (siehe S. 53).

Ⓕ **Ich bin Mitte 60 und leide an Diabetes Typ 2. Wie kann ich dazu beitragen, dass meine Enkel nicht daran erkranken?**

Sie können das Risiko Ihrer Enkel verringern, indem Sie ihnen gesunde Ernährungsgewohnheiten beibringen und ihnen Mahlzeiten und Snacks anbieten, die wenig Fett, Salz und Zucker enthalten. Sie sollten sie ermuntern, kurze Strecken zu Fuß zurückzulegen und sich viel im Freien zu bewegen.

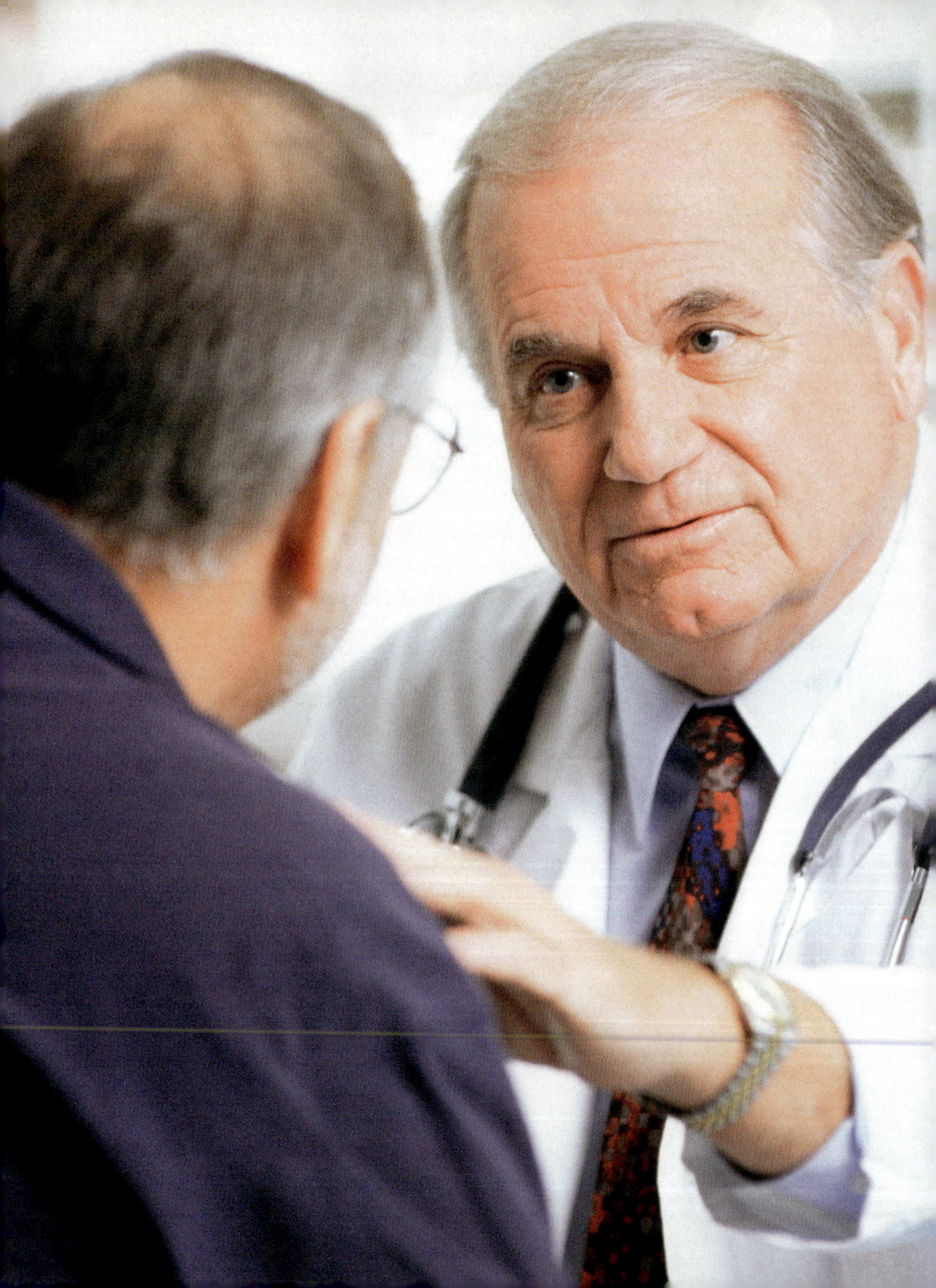

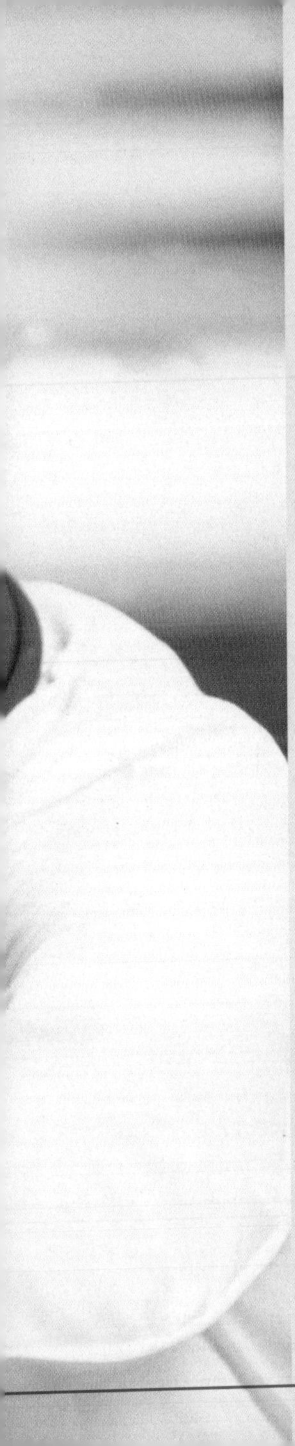

Wenn Sie Diabetiker sind

Vielleicht haben die Symptome dazu geführt, dass Diabetes bei Ihnen erkannt wurde, oder Sie hatten keinerlei Symptome und die Diagnose wurde bei einer Routineuntersuchung gestellt. Mittlerweile werden sich wahrscheinlich Besorgnis, Furcht, Wut oder Schuldgefühle bei Ihnen eingestellt haben. Ihre Ärzte werden Ihnen aber helfen und Sie unterstützen.

Symptome des Diabetes Typ 2

F Kann es sein, dass ich Diabetes Typ 2 habe, obwohl es mir gut geht ?

Diabetes Typ 2 zeigt bisweilen keine Symptome und wird erst erkannt, wenn sich bei einem Routinecheck oder einer Augenuntersuchung Auffälligkeiten ergeben. Da Diabetes Typ 2 langsam fortschreitet, sind die Symptome zunächst schwach und werden von Ihnen vielleicht nicht bemerkt. Wenn Sie den Verdacht haben, an Diabetes Typ 2 zu leiden, lassen Sie sich vom Arzt untersuchen.

F Ich bin ständig müde, habe das aber immer auf mein Alter zurückgeführt. Kann es sein, dass ich Diabetes habe?

Diabetes kann zu Müdigkeit führen, wenn der Körper nicht in der Lage ist, die im Blut vorhandene Glukose in Energie umzuwandeln. Müdigkeit kann ein Symptom für verschiedene Erkrankungen sein. Wenn Sie jedoch sehr durstig sind und große Mengen Urin ausscheiden, leiden Sie möglicherweise an Diabetes. Ein Test wird Ihnen Auskunft darüber geben.

F In letzter Zeit muss ich nachts mehrmals Wasser lassen und bin sehr durstig. Heißt das, dass ich an Diabetes leide?

Durst und häufiges Wasserlassen können Symptome von Diabetes sein. Steigt der Blutzuckerspiegel zu sehr an, filtern die Nieren überschüssige Glukose aus dem Blut in den Urin. Als Folge davon müssen Sie häufig Wasser lassen, was insbesondere nachts auffällt. Dadurch trocknet der Körper aus, Durst und Mundtrockenheit sind die Folge. Zuckerhaltige Getränke gegen den Durst lassen den Blutzuckerspiegel weiter ansteigen. Um die Glukose auszuscheiden, müssen Sie noch mehr Wasser lassen, und der Körper trocknet noch mehr aus.

F Ich war beim Augenarzt, weil ich verschwommen sehe, und er riet mir zu einem Diabetestest. Warum?

Verschwommenes Sehen kann ein Symptom von Diabetes sein. Bei einem hohen Blutzuckerspiegel nehmen die Linsen der Augen Glukose und Wasser auf. Sie schwellen an, und das Auge kann nicht mehr richtig fokussieren. Wenn Sie Diabetiker sind und Ihren Blutzuckerspiegel senken, werden sich die Linsen und das Sehvermögen innerhalb weniger Wochen wieder normalisieren.

F Stimmt es, dass Blasenentzündungen und Pilzinfektionen Anzeichen für Diabetes sein können?

Ja, das stimmt. Bei Diabetes bildet der Zucker im Urin einen guten Nährboden für Bakterien und Pilze. Sie vermehren sich und erhöhen damit die Gefahr für Blasenentzündungen (meist bakteriellen Ursprungs) oder Pilzinfektionen der Scheide.

F Haben Typ-2-Diabetiker einen fruchtig riechenden Atem?

Dieses Symptom betrifft nur Typ-1-Diabetiker. Da der Körper kein Insulin zum Abbau von Glukose besitzt, muss er zur Energiegewinnung Fett verbrennen. Bei diesem Vorgang entstehen giftige chemische Verbindungen, die so genannten Ketone. Die Ketone werden zum Teil über die Lunge abgegeben und verursachen fruchtig riechenden Atem.

F Wenn ich an Diabetes Typ 2 leide, ohne es zu wissen, kann ich ins Koma fallen?

Das ist sehr unwahrscheinlich. Es gibt das so genannte hyperosmolare Koma, eine seltene, schwere Krankheit, die bei Typ-2-Diabetikern manchmal zum Koma führen kann. Sie schreitet langsam fort und führt zur Austrocknung des Körpers; der Blutzuckerspiegel ist extrem hoch und muss im Krankenhaus behandelt werden. Das hyperosmolare Koma kommt bei Patienten vor, die aufgrund allgemein schlechter Gesundheit die vorzeitigen Symptome von Diabetes nicht erkennen oder an einer schweren Infektion leiden. Wenn Sie Symptome für Diabetes bei sich vermuten, sprechen Sie mit Ihrem Arzt.

Diagnose des Diabetes Typ 2

Die Diagnose des Diabetes Typ 2 ist unkompliziert und besteht aus Tests zur Bestimmung des Blutzuckergehalts. Ihr Arzt wird zunächst Blutzuckerschnelltests und Harnzuckertests durchführen, um festzustellen, ob Glukose vorhanden ist. Anhand dieser Tests kann Diabetes jedoch nicht zweifelsfrei festgestellt werden, da die exakten Glukosemengen mit ihnen nicht erfasst werden können; dazu sind weitere Laboruntersuchungen nötig (siehe rechts). Manchmal reicht ein Test aus, doch wenn die Ergebnisse nicht eindeutig sind (vielleicht haben Sie Diabetessymptome, doch der Blutzuckerspiegel ist normal, oder Sie haben keine Symptome, aber der Blutzuckerspiegel ist leicht erhöht), sind weitere Blutuntersuchungen erforderlich. Eine sichere Diagnose ist die Voraussetzung dafür, dass Sie langfristig die richtige Behandlung erhalten.

ERSTE MEDIZINISCHE TESTS

HARNZUCKERTEST

Ein Teststreifen wird in eine Urinprobe gehalten und ändert je nach Glukosemenge seine Farbe. Die Farbe auf dem Teststreifen wird mit einer Farbskala verglichen.

Das bedeutet das Ergebnis Ist im Urin Glukose nachweisbar oder treten Symptome auf, ohne dass Glukose im Urin nachgewiesen wurde, sind weitere Blutuntersuchungen nötig.

BLUTZUCKERSCHNELLTEST

Ein Blutstropfen aus dem Finger wird auf einen Teststreifen aufgetragen. Dieser wird in ein Blutzuckermessgerät gegeben.

Das bedeutet das Ergebnis Ein normaler Blutzuckerspiegel liegt bei 72–108 mg/dl. Liegt das Ergebnis über108 mg/dl oder treten Symptome auf, wird der Arzt weitere Blutuntersuchungen empfehlen (siehe rechts).

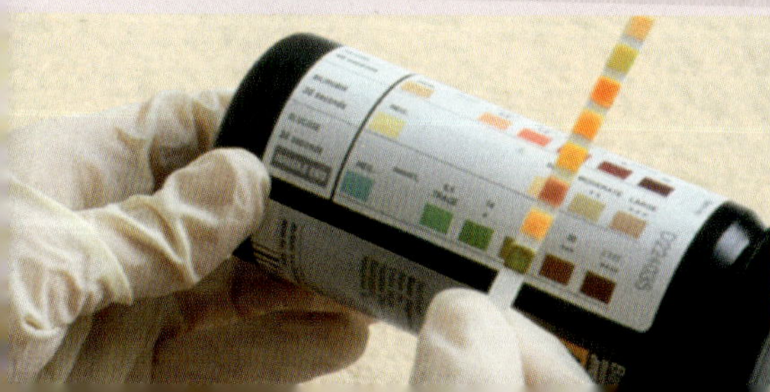

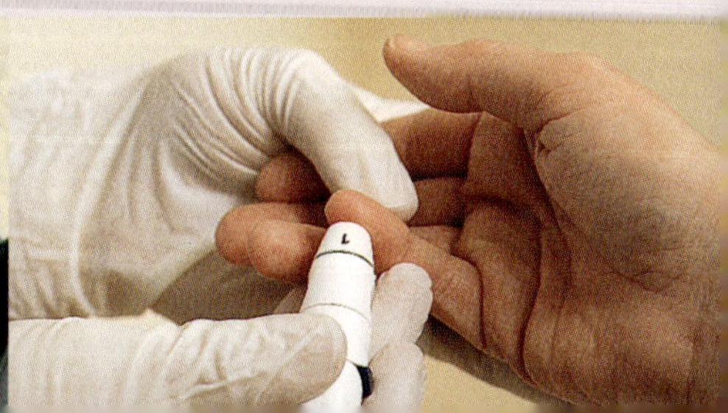

BLUTTESTS ZUR DIAGNOSE VON DIABETES

Obwohl durch Harnzuckertest und Blutzuckerschnelltest ein erhöhter Blutzuckerspiegel festgestellt werden kann, sind zur Diagnose eine bis drei Laboruntersuchungen nötig: die Blutzucker- oder Nüchternblutzuckermessung und der Glukosebelastungstest.

BLUTZUCKERMESSUNG

Es wird Blut entnommen. Diese Blutprobe kann nüchtern oder nach dem Essen entnommen werden. Das Ergebnis liegt dem Arzt etwa nach einer Woche vor.

Das bedeutet das Ergebnis Sind bei Ihnen Symptome aufgetreten und liegt der Blutzucker über 200 mg/dl, leiden Sie an Diabetes. Haben Sie keine Symptome oder liegt das Ergebnis darunter, wird der Nuchternblutzucker bestimmt oder ein Glukosebelastungstest durchgeführt.

NÜCHTERNBLUTZUCKERMESSUNG

Sie dürfen während der Nacht nichts essen oder trinken. Am Morgen wird Blut abgenommen. Das Ergebnis liegt nach einer Woche vor.

Das bedeutet das Ergebnis Sind bei Ihnen Symptome aufgetreten und liegt das Ergebnis über 126 mg/dl, leiden Sie an Diabetes. Haben Sie keine Symptome oder liegt das Ergebnis trotz Symptomen darunter, wird die Untersuchung wiederholt oder ein Glukosebelastungstest durchgeführt.

GLUKOSEBELASTUNGSTEST

Sie dürfen während der Nacht nichts essen oder trinken; morgens wird Ihnen Blut abgenommen. Zwei Stunden, nachdem Sie ein Getränk mit einer bestimmten Zuckermenge getrunken haben, wird Ihnen erneut Blut abgenommen. Das Ergebnis liegt nach etwa einer Woche vor.

Das bedeutet das Ergebnis Liegt der Nüchternblutzucker über 126 mg/dl und/oder das Ergebnis des Zwei-Stunden-Tests über 200 mg/dl, leiden Sie auf jeden Fall an Diabetes. Diese Untersuchung wird angewendet, wenn andere Tests nicht aufschlussreich waren, oder zur Diagnose von Schwangerschaftsdiabetes.

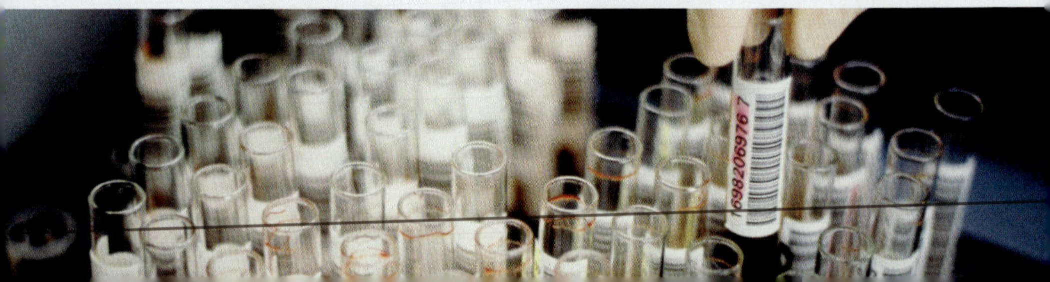

Die emotionale Seite

(F) Stimmt es, dass Diabetes durch Übergewicht verursacht wird? Ich fühle mich so schuldig.

Übergewicht setzt die Wirksamkeit des körpereigenen Insulins herab. Bei Diabetes Typ 2 spielt aber auch die genetische Veranlagung eine Rolle – darauf haben Sie keinen Einfluss. Viele Menschen fühlen sich für ihren Zustand verantwortlich und haben Schuldgefühle. Denken Sie jetzt in erster Linie an sich und daran, was Sie tun können, um die Dinge positiver zu sehen.

(F) Ich kann mich nicht damit abfinden, Diabetiker zu sein. Kann die Krankheit nicht mit Tabletten geheilt werden?

Tabletten können den Blutzuckerspiegel senken und der Diabetes verschwindet scheinbar. Doch das ist nicht der Fall – Sie leiden Ihr Leben lang an Diabetes. Das ist schwer zu akzeptieren, vor allem dann, wenn Diabetes plötzlich auftrat und Sie sich nicht krank fühlten. Doch Sie werden sich damit abfinden, Diabetiker zu sein. Sprechen Sie mit dem Arzt, Ihrer Familie und Freunden. Auch Selbsthilfeorganisationen wie der Deutsche Diabetiker Bund können mit ihren Selbsthilfegruppen Unterstützung bieten.

(F) Kann sich Diabetes auf die Stimmung auswirken? Ich bin oft sehr niedergeschlagen und muss manchmal weinen.

Diabetes kann sich auf die Stimmung auswirken: eventuell machen Ihnen die Gedanken an die Zukunft Sorgen, oder Sie sind beunruhigt, weil Sie sich unwohl fühlen. Dazu kommen der Stress, immer an Essen, Bewegung und Blutzuckerbestimmung denken zu müssen, sowie die vielen Arzt- oder Krankenhausbesuche. Sprechen Sie bei Stimmungsschwankungen mit Ihrer Familie oder mit Freunden. Sind Sie dennoch depressiv, sollten Sie Ihren Arzt aufsuchen. Er wird eine Behandlung durch Gesprächstherapie oder Antidepressiva vorschlagen.

F Mein Partner sagt, ich sei sehr reizbar, seitdem ich Diabetes habe. Liegt das am Blutzuckerspiegel?

Ein hoher Blutzuckerspiegel kann Niedergeschlagenheit oder Reizbarkeit verursachen, aber es können auch andere Ursachen, wie Sorgen, Unwohlsein oder Schlafmangel aufgrund nächtlichen Wasserlassens, vorliegen. Diabetes verändert zwar nicht die Persönlichkeit, kann aber Ihr Denken und Fühlen beeinflussen. Finden Sie heraus, was Sie stört, und erklären Sie es Ihrem Partner oder der Familie.

F Ich möchte den Diabetes beherrschen und nicht davon beherrscht werden. Wie kann ich das erreichen?

Sie sollten herausfinden, welche Änderungen des Lebensstils Ihnen dabei helfen werden, und sich realistische Ziele setzen. Sicher wird es Tage geben, an denen die Motivation nachlässt. Konzentrieren Sie sich dann auf das, was Sie selbst dazu beitragen können, z.B. Bewegung und gesunde Ernährung.

F Ich habe Angst, zu erblinden oder eine Gliedmaße zu verlieren. Wie gehe ich damit um?

Diese Ängste sind nachvollziehbar, insbesondere dann, wenn in Ihrem Bekanntenkreis derartige Komplikationen aufgetreten sind. Finden Sie heraus, wie sich diese Komplikationen vermeiden lassen und ergreifen Sie dann die notwendigen Maßnahmen. Es ist zwar wichtig, sich Gedanken über die Zukunft zu machen, doch Sie sollten sich nicht ständig sorgen, da Sie sonst möglicherweise Ihr aktuelles Wohlergehen aus den Augen verlieren. Sprechen Sie mit jemandem über Ihre Sorgen.

F Alle haben an meinem Gewicht etwas auszusetzen – das ärgert mich. Was soll ich tun?

Wenn Sie erfahren haben, dass Sie an Diabetes erkrankt sind, ist es störend, wenn andere Menschen plötzlich an dem, was Sie essen und trinken, etwas auszusetzen haben. Wahrscheinlich sind sie jedoch nur besorgt und möchten Ihnen helfen. Erklären Sie ihnen höflich, womit sie Ihnen wirklich helfen könnten. Sprechen Sie in einer Selbsthilfegruppe über Ihre Sorgen.

Mythos »Diabetes macht launisch«

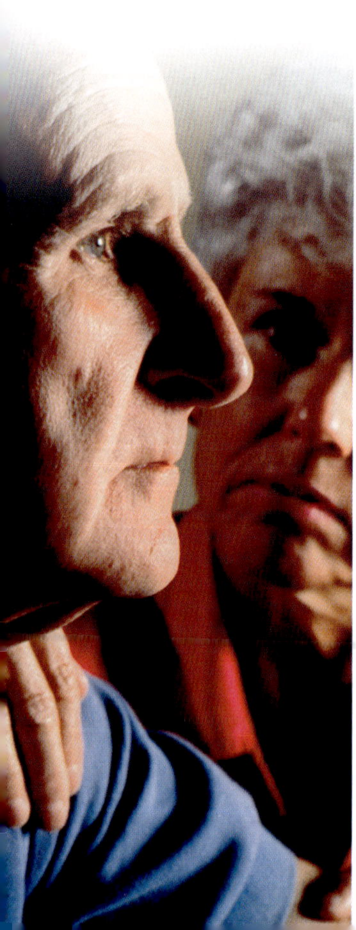

Wahrheit Diabetes an sich beeinflusst zwar die Stimmung nicht, aber ein schlecht eingestellter Blutzuckerspiegel kann dazu führen, dass man launisch, reizbar oder depressiv wird. Auch die Sorge über Diabetes und den Umgang mit der Krankheit, oder Müdigkeit wegen des häufigen nächtlichen Wasserlassens, können die Gemütslage beeinträchtigen. Manchmal werden Sie auch Zorn, Enttäuschung oder Wut darüber empfinden, dass Sie an Diabetes leiden

Ⓕ An wen kann ich mich wenden, wenn ich das Gefühl habe, dass ich nicht zurechtkomme?

Wenn es um einen bestimmten Aspekt von Diabetes geht, dann kann Ihnen eine Diabetikerorganisation (siehe S. 200) Informationen geben. Wenn Sie das Gefühl haben, dass Sie mit der Krankheit nicht fertig werden, kann Ihr Arzt Sie an einen Psychologen überweisen. In einer Selbsthilfegruppe für Diabetiker vor Ort können Sie Ihre Gefühle mit anderen Betroffenen austauschen.

Ⓕ Wie kann ich mit den negativen Gefühlen in Bezug auf Diabetes umgehen?

In der ersten Zeit nach der Diagnosestellung ist es normal, wenn von Zeit zu Zeit ausgeprägte negative Gefühle, wie Angst, Schuldgefühle und Wut, auftauchen. Informieren Sie sich über Diabetes und den Umgang mit der Krankheit. Manchmal hilft es, die eigenen Gefühle aufzuschreiben, um sie besser zu verstehen. Durch regelmäßige körperliche Aktivität können Sie Stress abbauen. Sprechen Sie mit dem Arzt über Ihre negativen Gefühle.

Ⓕ Ich habe das Gefühl, dass Diabetes von mir Besitz genommen hat. Was kann ich dagegen tun?

Sich auf ein Leben mit Diabetes einzustellen, erfordert Zeit und Energie. Früher oder später werden Sie sich an die Blutzuckermessungen, bewusste Ernährung, Bewegung und die Einnahme von Tabletten (oder das Insulinspritzen) gewöhnen. Wenn Sie verstehen, wie wichtig die diabetesbedingten Pflichten sind, wird es Ihnen leichter fallen, motiviert zu bleiben. Möglicherweise hilft Ihnen der Austausch mit anderen Diabetikern.

Ⓕ Ich fühle mich von Diabetes regelrecht erdrückt und möchte gar nicht darüber nachdenken. Was soll ich tun?

Vielleicht hilft es Ihnen, Ihre Ängste näher zu bestimmen, z.B. in Bezug auf die Ernährung oder den Blutzuckerspiegel. Bearbeiten Sie eine Sorge nach der anderen. Bringen Sie so viel wie möglich über die Krankheit in Erfahrung, damit Sie das Gefühl bekommen, alles im Griff zu haben.

Die medizinische Betreuung

(F) Wer hilft mir im Umgang mit Diabetes?

Ein Team von ausgebildeten Diabetesspezialisten wird Sie betreuen: ein Allgemeinmediziner, ein Ernährungsberater, ein Facharzt für Fußleiden und ein Augenarzt (siehe S. 185). Sie können auch andere Ärzte aufsuchen, z.B. einen Diabetesspezialisten oder einen Psychotherapeuten. Aber auch der Erfahrungsaustausch in einer Selbsthilfegruppe z.B. des Deutschen Diabetiker Bundes kann Ihnen helfen.

(F) Man hat mir Termine in einem Diabeteszentrum, bei meinem Hausarzt und im Krankenhaus gegeben. Welche Termine soll ich wahrnehmen?

Nach der Diagnosestellung können Sie sich teilweise in der Arztpraxis und teilweise im Krankenhaus behandeln lassen. Das Krankenhaus bietet möglicherweise strukturierte Schulungen sowie individuelle Ernährungsberatungen für Diabetiker an. Fragen Sie bei jedem Termin nach, worum es dabei geht und ob Sie sie alle wahrnehmen müssen.

(F) Welcher Unterschied besteht zwischen der Sprechstundenhilfe und einer ausgebildeten Diabetesfachkraft?

Sprechstundenhilfen arbeiten in Arztpraxen und Gesundheitszentren und sind für verschiedene Fachbereiche ausgebildet. Ausgebildete Diabetesfachkräfte findet man meist in Krankenhäusern und Diabeteszentren. Sie sind auf Diabetes spezialisiert und informieren Patienten nach der Diagnosestellung oder bei besonderen Schwierigkeiten. Je nachdem, welches Anliegen Sie haben, werden Sie sich meistens an die Sprechstundenhilfe wenden und gelegentlich an die ausgebildete Diabetesfachkraft.

Ⓕ **Werde ich bei jedem Termin von denselben Leuten betreut?**

Nicht unbedingt, aber es wird immer einen Ansprechpartner geben, wenn es um Probleme bei der Organisation der Behandlung geht. Wahrscheinlich werden Sie von mehreren Ärzten untersucht und im täglichen Umgang mit dem Diabetes unterstützt werden.

Ⓕ **Was ist die jährliche Kontrolluntersuchung?**

Bei der jährlichen Kontrolluntersuchung prüft der Arzt, ob Blutzucker und Blutdruck gut eingestellt sind. Er wird eine Reihe von Untersuchungen zur Früherkennung von diabetischen Spätfolgen durchführen. Einige dieser Untersuchungen müssen möglicherweise mehrmals jährlich durchgeführt werden. Auf S. 120–121 finden Sie weitere Informationen zu den jährlichen Kontrolluntersuchungen.

Ⓕ **Warum brauche ich eventuell die Hilfe eines Psychologen, um mit Diabetes umzugehen?**

Wenn Sie an Diabetes erkranken, können die damit verbundenen Gefühle dazu führen, dass Sie sich vernachlässigen. Ein Psychologe kann Ihnen helfen, Ihren Gefühlen auf den Grund zu gehen, oder Sie bei Schwierigkeiten im Umgang mit Diabetes beraten. Wenn Sie nicht sicher sind, warum Sie einen Psychologen oder einen bestimmten Arzt aufsuchen sollen, fragen Sie vorher oder zu Beginn des Termins nach.

Ⓕ **Was wird aus meinen Terminen, wenn ich im Krankenhaus bin?**

Wenn Sie einen Termin in einem Diabeteszentrum haben und wissen, dass Sie zu der Zeit im Krankenhaus sein werden, rufen Sie rechtzeitig an und verschieben den Termin. Sollten Sie plötzlich ins Krankenhaus kommen, kann der Termin von einem Verwandten oder einem Mitarbeiter im Krankenhaus abgesagt werden. Vereinbaren Sie einen neuen Termin, sobald Sie aus dem Krankenhaus entlassen wurden.

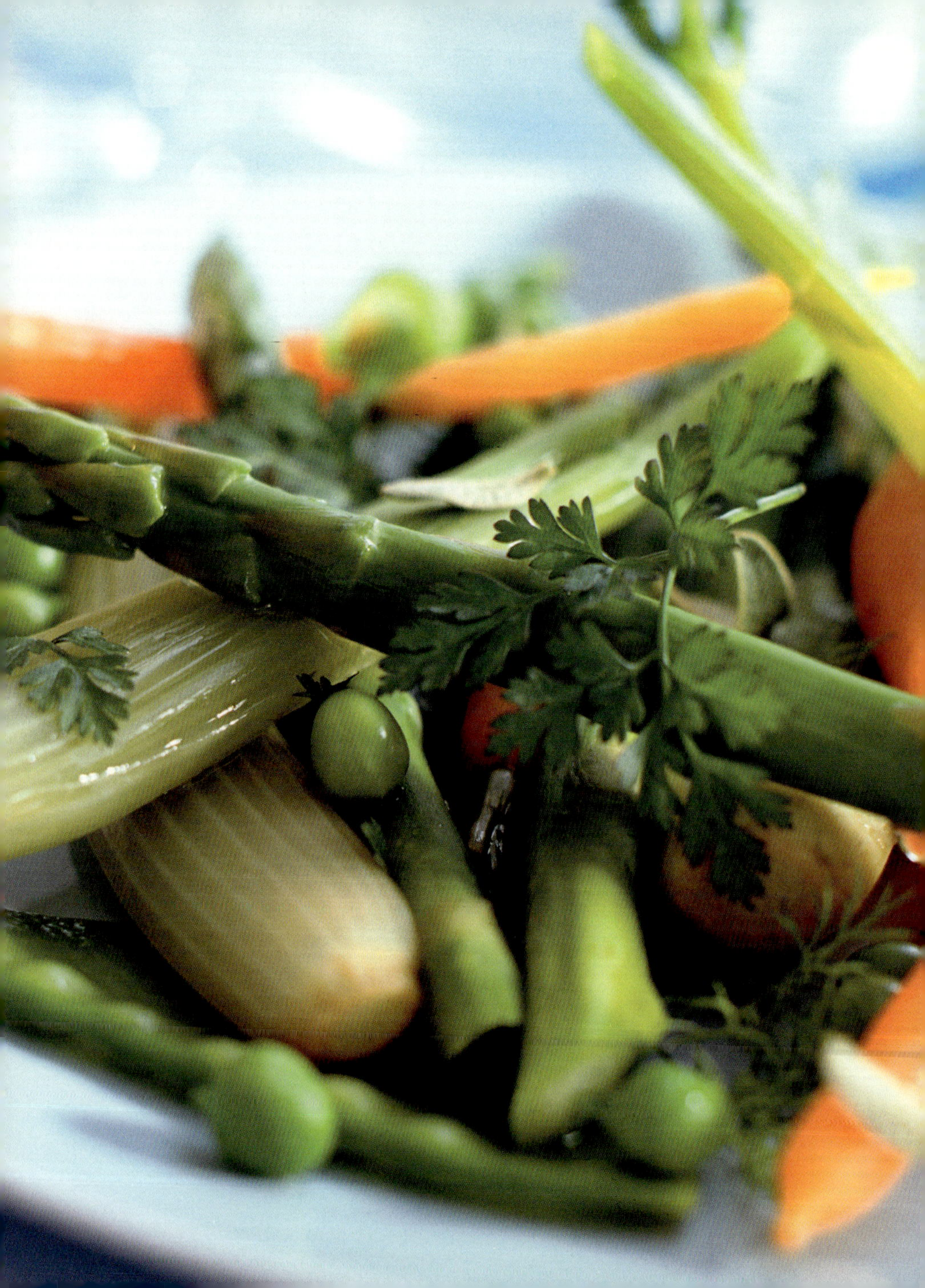

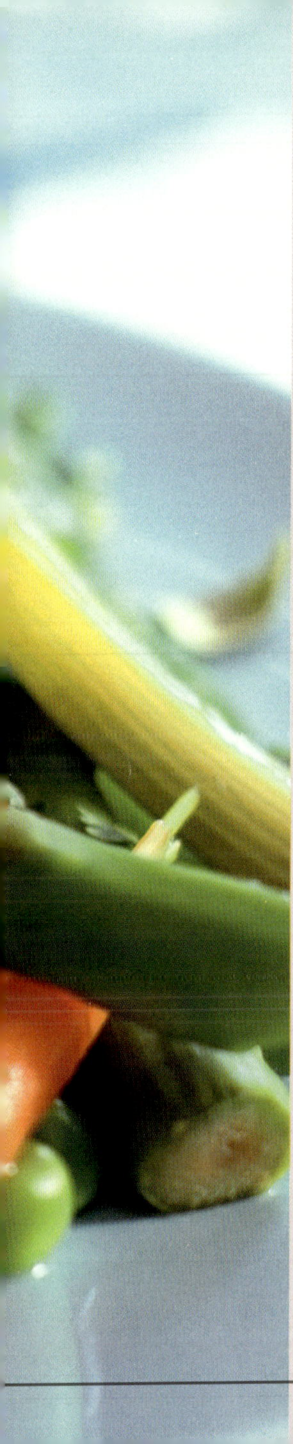

Essen und Trinken

Gesunde Ernährung trägt wesentlich dazu bei, Diabetes in den Griff zu bekommen und die Funktionsfähigkeit von Herz und Blutgefäßen zu gewährleisten. Wer an Diabetes Typ 2 leidet, ist oft übergewichtig. Die Auswahl der richtigen Nahrungsmittel wird Ihnen das Abnehmen erleichtern.

Nahrungsmittelarten

Ⓕ **Welche Arten von Nahrungsmitteln gibt es?**

Es gibt einige Grundnahrungsmittel, die kombiniert eine gesunde Ernährung ergeben. Die Tabelle rechts gibt Auskunft über die verschiedenen Nahrungsmittelarten und ihre Auswirkungen auf den Blutzuckerspiegel.

Ⓕ **Warum sollte man nicht zu viel Salz, Zucker und Fett essen?**

Wenn Sie zu viel Salz essen, können Sie an Bluthochdruck erkranken oder ein bereits vorhandener Bluthochdruck kann sich verschlimmern. Zu viel Zucker führt dazu, dass Sie zunehmen und der Blutzuckerspiegel sich schwerer einstellen lässt. Fett enthält viele Kalorien und führt ebenfalls zu Gewichtszunahme, wenn mehr als die empfohlene Menge verzehrt wird. Zu viele gesättigte Fettsäuren erhöhen das Risiko für Herzerkrankungen.

Ⓕ **Was sind Antioxidanzien?**

Antioxidanzien sind in Nahrungsmitteln enthaltene heilende Substanzen. Die Vitamine A, C, E, Beta-Karotin und Selen, sowie bestimmte Pflanzenstoffe besitzen eine oxidationshemmende Wirkung. Der Verzehr von Nahrungsmitteln, die reich an Antioxidanzien sind, wirkt sich positiv aus und schützt vor Herzerkrankungen.

Ⓕ **Kann ich Nahrungsergänzungsmittel nehmen, wie z.B. Fischöl, Vitamine oder Mineralien?**

Ja, doch eine ausgewogene und abwechslungsreiche Ernährung deckt den Bedarf an allen Nährstoffen, die Sie brauchen, um gesund zu bleiben. Wurde bei Ihnen ein Mangel an diesen Nährstoffen festgestellt, wird der Arzt Ihnen möglicherweise die Einnahme von Nahrungsergänzungsmitteln empfehlen. Wenn Sie glauben, dass Ihnen ein bestimmter Nährstoff fehlt, kann der Arzt mit Ihnen besprechen, was Sie dagegen tun können.

NAHRUNGSMITTELARTEN

NAHRUNGSMITTELART	WIRKUNG AUF DEN BLUTZUCKERSPIEGEL	EMPFOHLENE ZUFUHR
Stärkehaltige Nahrungsmittel: z.B. Nudeln, Brot	Wirken sich je nach Art unterschiedlich auf den Blutzuckerspiegel aus (siehe S. 56).	Etwa zwei Fünftel einer Mahlzeit
Zucker: z.B. Zucker, Honig, Limonaden	Süßes führt zu einem starken Anstieg des Blutzuckerspiegels. Als Bestandteil anderer Nahrungsmittel wirkt Zucker wie Kohlenhydrate.	Sparsam oder im Anschluss an andere Nahrungsmittel verwenden.
Eiweiße: z.B. Fleisch, Wurst, Fisch, Eier, Käse und Hülsenfrüchte	Wirken sich kaum oder nur langsam auf den Blutzuckerspiegel aus.	Bis zu einem Fünftel jeder Mahlzeit.
Fette: z.B. Butter, Margarine, Öle	Kaum Auswirkungen auf den Blutzuckerspiegel. Ungesättigte Fettsäuren (z.B. Olivenöl) sind weniger schädlich für das Herz als gesättigte Fettsäuren (z.B. Butter).	Bis zu 75 g/Tag für Frauen, 95 g/Tag für Männer. Vorzugsweise einfach ungesättigte Fettsäuren verzehren.
Milchprodukte: Milch, Käse und Joghurt	Milch und Joghurt enthalten Kohlenhydrate und wirken sich nur langsam auf den Blutzuckerspiegel aus.	Drei Portionen am Tag. Eine Portion besteht aus einem Glas Milch oder einem kleinen Joghurt.
Obst, Gemüse und Salat	Viele Obst- und Gemüsesorten enthalten Ballaststoffe sowie Vitamine und Mineralien. Einige Ballaststoffe verzögern die Verdauung von Kohlenhydraten und sorgen dafür, dass der Blutzuckerspiegel nur langsam steigt.	Mindestens fünf Portionen Obst und Gemüse am Tag, etwa zwei Fünftel jeder Mahlzeit.

Gesunde Ernährung

Ⓕ Ich habe Diabetes. Wie soll ich mich nun ernähren?

Gesunde Ernährung ist der Schlüssel zum richtigen Umgang mit Diabetes. Für Diabetiker gelten dieselben Grundsätze einer gesunden Ernährung wie für andere Menschen auch. Um gesund zu bleiben und den Blutzuckerspiegel im empfohlenen Rahmen zu halten, sollte man von einigen Nahrungsmitteln mehr verzehren als von anderen. Alle Rezepte und Speisen lassen sich so abwandeln, dass man das Essen genießen und sich dabei gesund ernähren kann (siehe S. 61).

Ⓕ Woher weiß ich, ob ich mich gesund und ausgewogen ernähre?

Wählen Sie als ersten Schritt Nahrungsmittel aus den wichtigsten Nährstoffgruppen aus. Komplexe Kohlenhydrate (z.B. Vollkornbrot und Müsli, Nudeln, Reis und Kartoffeln) sollten etwa ein Drittel Ihrer Nahrungszufuhr ausmachen, Obst und Gemüse ein weiteres Drittel. Damit Ihre Ernährung ausgewogen ist, sollte der Rest aus magerem Fleisch und fettarmen Milchprodukten bestehen. Bevorzugen Sie fettarme Nahrungsmittel, um das Risiko für Herzerkrankungen zu senken.

Ⓕ Spielt es wirklich eine Rolle, was ich esse? Mein Arzt hat mir gesagt, ich werde ohnehin irgendwann Tabletten und vielleicht sogar Insulin benötigen.

Gesunde Ernährung hat nicht zum Ziel, in der Behandlung des Diabetes ohne Medikamente auszukommen. Vielmehr verringert sie das Risiko für Herz-Kreislauf-Erkrankungen, sorgt für eine bessere Verdauung und regt die Bauchspeicheldrüse zur Insulinproduktion an. Da Diabetes Typ 2 eine fortschreitende Erkrankung ist, werden Sie im Lauf der Zeit wahrscheinlich Tabletten und Insulin benötigen, aber eine gesunde Ernährung ermöglicht eine bessere Einstellung des Blutzuckerspiegels.

F Ich bin Vegetarier und leide an Diabetes Typ 2. Muss ich mich jetzt anders ernähren?

Die Leitlinien einer gesunden Ernährung für Diabetiker sind immer gleich, unabhängig davon, ob Sie Vegetarier sind oder einer anderen Ernährungsweise folgen. Eine vegetarische Ernährung ohne Fleisch ist nicht unbedingt fettärmer. Proteinhaltige Nahrungsmittel wie Käse enthalten viele gesättigte Fettsäuren. Bevorzugen Sie gesündere eiweißhaltige Nahrungsmittel. Die Menge und Art der Kohlenhydrate, die Sie verzehren sollten, ist gleich.

F Im Supermarkt wird fast jedes Nahrungsmittel als gesund bezeichnet – wie kann ich feststellen, ob das stimmt?

Viele Supermärkte führen inzwischen Lebensmittel, die gesünder sind als vergleichbare Produkte. Das Produkt kann in verschiedener Hinsicht gesünder sein, z.B. weil es weniger Fett, weniger Zucker, weniger Kalorien oder mehr Ballaststoffe enthält. Die Nährwertangaben auf der Verpackung (siehe S. 53) geben Aufschluss darüber, welche Nahrungsmittel sich für Ihre Ernährungsziele eignen. Im Allgemeinen sind Fertigprodukte weniger gesund als frisch zubereitete Mahlzeiten.

F Muss ich eine spezielle Diabetesdiät einhalten?

Nein. Nahrungsmittel, die die Aufschrift »Für Diabetiker geeignet« tragen sind oft teuer und haben keine Vorzüge. Üblicherweise beinhalten sie den Zuckeraustauschstoff Sorbitol, der viele Kalorien enthält und den Blutzuckerspiegel ansteigen lässt. Der Verzehr großer Mengen kann Durchfall verursachen.

F Soll ich Süßstoff verwenden?

Zum Süßen von Speisen und Getränken wie Tee oder Kaffee können Sie statt Zucker Süßstoffe verwenden. Dazu gehören Aspartam, Saccharin, Cyklamat, Acesulfam K oder Sucralose, die sich nicht auf den Blutzuckerspiegel auswirken. Sie gelten als Lebensmittelzusatzstoffe und wurden daher auf ihre Unbedenklichkeit geprüft.

Mythos »Diabetiker dürfen keinen Zucker essen«

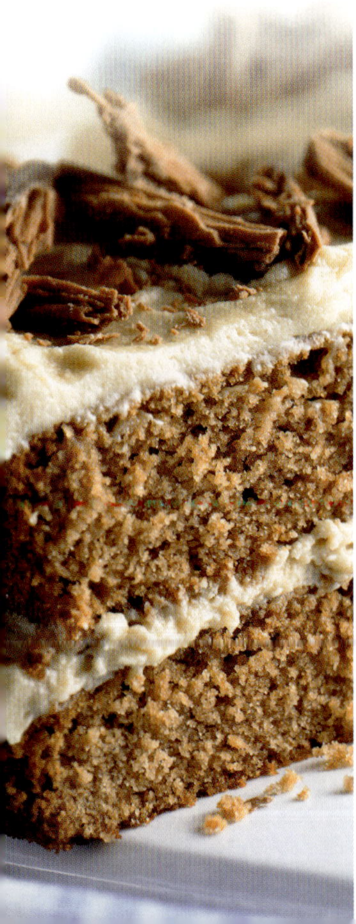

Wahrheit Bei Diabetes zählt weniger der Zucker an sich, sondern Menge und Art des in der Nahrung enthaltenen Zuckers. Auch viele empfohlene Nahrungsmittel, wie Obst, Gemüse oder Milch, enthalten Zucker. Zuckerreiche Nahrungsmittel wie Kuchen und gesüßte Getränke sollten zwar nicht regelmäßig auf dem Speiseplan stehen, doch der gelegentliche Verzehr wirkt sich nicht dauerhaft auf den Blutzuckerspiegel aus. Bei Unterzuckerung müssen Sie zuckerhaltige Nahrungsmittel und Getränke zu sich nehmen.

Gesunde Entscheidungen treffen

F Welche kohlenhydrathaltigen Nahrungsmittel sind besser für mich?

Zu jeder Mahlzeit sollten komplexe Kohlenhydrate, z.B. Vollkornbrot, Nudeln, Reis, Vollkorngetreide oder Getreideflocken gehören, da sie relativ langsam gespalten werden und daher den Blutzuckerspiegel nicht stark beeinträchtigen.

F Wenn es stimmt, dass Eiweiß kaum auf den Blutzuckerspiegel wirkt, spielt es dann eine Rolle, welche Art Eiweiß ich zu mir nehme?

Eiweißhaltige Nahrungsmittel mit niedrigem Fettgehalt, wie z.B. fettarme Milch, fettarmer Joghurt und Käse, Bohnen, Erbsen und Linsen, beugen Herzerkrankungen vor. Auch indem Sie zweimal pro Woche fetten Fisch wie Makrelen oder Lachs essen und mageres Fleisch bevorzugen, schützen Sie Ihr Herz.

F Ich will weniger Fett essen. Wie gelingt mir das leichter?

Verwenden Sie Lebensmittel mit niedrigem Fettgehalt, wie fettarme Aufstriche, Crème fraîche, fettarmen Joghurt oder Frischkäse anstelle von Joghurt und Sahne. Weißer Fisch ist fettärmer als Fleisch. Grillen Sie Fleisch, anstatt es zu braten. Gießen Sie beim Zubereiten überschüssiges Fett ab. Vermeiden Sie Fertigprodukte und verzichten Sie auf fettreiche Knabbereien und Kuchen.

F Wie schaffe ich es, mindestens fünf Portionen Obst und Gemüse am Tag zu essen?

Essen Sie morgens Ihr Müsli oder Ihren Joghurt mit Obst, trinken Sie dazu ein Glas Fruchtsaft, essen Sie zum Mittag- oder Abendessen einen Salat und als Snack Obst oder rohes Gemüse anstelle von fetthaltigen Snacks. Verwenden Sie bei Aufläufen zusätzlich Gemüse oder Bohnen. Tiefgefrorenes oder Obst und Gemüse aus der Dose sind leicht zuzubereiten und zählen ebenfalls.

F Ich leide an erhöhtem Blutdruck und soll weniger Salz essen. Wie mache ich das?

Die meisten Fertigprodukte (auch z.B. Brühwürfel und Sojasoße) enthalten zu viel Salz und sollten aus diesem Grund nicht regelmäßig verzehrt werden. Verwenden Sie beim Kochen so wenig Salz wie möglich und salzen Sie am Tisch nicht nach. Auf diese Weise können Sie Ihren Salzkonsum erheblich reduzieren.

F Wie vermeide ich, dass mein Blutzuckerspiegel zu sehr ansteigt, wenn ich Obst esse oder Fruchtsäfte trinke?

Die in Obst und Fruchtsäften enthaltenen Kohlenhydrate (Fruktose) erhöhen den Blutzuckerspiegel. Nehmen Sie daher jeweils nur kleine Mengen Obst oder Fruchtsäfte zu sich und verteilen Sie Ihre Obstmahlzeiten über den Tag – so profitieren Sie von den Inhaltsstoffen, ohne dass Ihr Blutzuckerspiegel zu sehr steigt.

F Welche Getränke wirken sich auf meinen Blutzuckerspiegel aus?

Zuckerhaltige Getränke wie Cola, Limonade und Orangensaft werden sehr schnell verdaut und führen zu einem raschen Anstieg des Blutzuckerspiegels (weshalb ihr Konsum bei Unterzuckerung empfehlenswert ist). Gesüßter Tee oder Kaffee haben den gleichen Effekt. Da bei Diabetes Typ 2 der Körper nicht in der Lage ist, schnell Insulin herzustellen, kann es eine Weile dauern, bis sich der Blutzuckerspiegel wieder auf akzeptablem Niveau befindet.

F Welche Getränke wirken sich nicht auf den Blutzuckerspiegel aus?

Zum Durstlöschen eignen sich vor allem Wasser und zuckerfreie Getränke. Ungesüßter Tee, Kaffee oder andere heiße Getränke haben keine negativen Auswirkungen bei Diabetes, aber trinken Sie fettarme Milch oder Magermilch. Getränkepulver enthalten oft außerordentlich viel Zucker: Achten Sie auf die Angaben auf der Verpackung und wählen Sie ein möglichst kalorienarmes Produkt aus.

Nährwertangaben lesen

Die Angaben auf der Verpackung enthalten nützliche Informationen und erleichtern dadurch die Wahl der geeigneten Lebensmittel. Die Inhaltsstoffe werden immer in abnehmender Reihenfolge aufgeführt. Meistens beziehen sich die Angaben auf 100 g bzw. eine Portion.

Brennwert wird angegeben in Kilojoule (kj) und Kilokalorien (kcal). Diese Angabe ist wichtig, wenn Sie durch das Zählen von Kalorien abnehmen möchten. Wählen Sie generell eher kalorienarme Produkte.

NÄHRWERTANGABEN

Typische Angaben	pro 100 g	pro Portion
Brennwert	464 kJ 109 kcal	545 kJ 129 kcal
Eiweiß	7,1 g	8,3 g
Kohlenhydrate	18,9 g	22,2 g
davon Zucker	2,0 g	2,4 g
Fett	0,6 g	0,7 g
davon gesättigte Fettsäuren	0,1 g	0,1 g
Ballaststoffe	5,2 g	6,1 g
Natrium	0,2 g	0,2 g

PRO PORTION 129 kcal, 0,7 g Fett, davon 0,1 g gesättigte Fettsäuren

Eiweiß wirkt sich kaum auf den Blutzuckerspiegel aus.

Kohlenhydrate Angegeben wird die Gesamtmenge an Kohlenhydraten, und manchmal auch der Anteil an Zucker (2 g oder weniger pro 100 g gilt als wenig). Diese Angabe gibt Aufschluss darüber, wie sich das Produkt auf den Blutzuckerspiegel auswirken wird.

Fett Um abzunehmen, sollten fettarme Produkte bevorzugt werden (3 g oder weniger pro 100 g gilt als fettarm). Produkte, die einen hohen Anteil an einfach oder mehrfach ungesättigten Fettsäuren haben, sind gesünder als solche mit gesättigten Fettsäuren.

Ballaststoffe Produkte mit hohem Ballaststoffanteil sind gesünder.

Natrium Diese Angabe bezieht sich auf den Kochsalzgehalt. Ein geringer Salzkonsum wirkt sich positiv auf den Blutdruck aus.

Wann Sie essen sollten

F Muss ich mich an bestimmte Essenszeiten halten?

Nein, aber Sie sollten wissen, wann Ihre Tabletten oder Ihr Insulin wirken, um darauf die Mahlzeiten und Snacks abzustimmen. Mithilfe Ihres Arztes können Sie diese Zeiten bestimmen. Wenn eine Tablette den Blutzuckerspiegel am Vormittag oder am Nachmittag senkt, sollten Sie zu dieser Zeit einen Snack einplanen. Ist dies nicht möglich, z.B. weil Sie Schicht arbeiten, sollten Sie zusammen mit Ihrem Arzt eine Therapie auswählen, die besser zu Ihren Lebensgewohnheiten passt.

F Warum soll ich regelmäßig essen?

Regelmäßige, kohlenhydratreiche Mahlzeiten versorgen den Körper mit Energie, unterstützen die Verdauung und verhindern größere Schwankungen des Blutzuckerspiegels. Wenn Sie regelmäßig essen, brauchen Sie keine zusätzlichen Mahlzeiten, um ausgefallene zu ersetzen, und können so leichter Ihr Gewicht halten. Regelmäßige Mahlzeiten lassen sich außerdem leichter auf Ihre Diabetestabletten bzw. Ihr Insulin abstimmen.

F Ich esse normalerweise eine Hauptmahlzeit am Tag. Ist das in Ordnung?

Wenn Sie nur eine Hauptmahlzeit am Tag zu sich nehmen, wird es schwer, den Blutzuckerspiegel stabil zu halten und den Appetit zu zügeln. Der Körper ist bestrebt, den gesamten Energiegehalt dieser Mahlzeit zu nutzen, wodurch es zu einer Gewichtszunahme kommen kann. Dafur wird Ihnen zu anderen Tageszeiten, wenn Sie nicht essen, zu wenig Energie zur Verfügung stehen. Kontrollieren Sie Ihren Blutzucker und achten Sie auf mögliche Unterzuckerung, um festzustellen, ob Ihr Essverhalten auf Ihren Diabetes abgestimmt ist.

(F) Sollte ich über den Tag verteilt Snacks zu mir nehmen?

Wenn Sie Insulin spritzen oder Tabletten zur Anregung der Insulinproduktion nehmen, brauchen Sie wahrscheinlich eine Zwischenmahlzeit, wenn das Insulin oder die Tablette ihr Wirkungsmaximum erreichen (siehe S. 158 und S. 167). In diesem Fall sollten Sie einen fettarmen Snack zu sich nehmen, um nicht zuzunehmen.

(F) Was soll ich essen, wenn ich zwischen den Mahlzeiten Hunger habe?

Gesunde Snacks sind z.B. Gemüse, Vollkornbrot mit fettarmem Käse, fettarmer Joghurt und Milch-Shakes sowie frisches Obst oder Trockenfrüchte. Sie haben wenig Kalorien und enthalten wichtige Vitamine und Mineralstoffe. Über den Tag verteilt tragen diese Snacks dazu bei, den Blutzuckerspiegel im Gleichgewicht zu halten.

(F) Welcher Abstand sollte zwischen zwei Mahlzeiten höchstens liegen?

Dafür gibt es keine Regel. Sind die Abstände zwischen den Mahlzeiten jedoch zu groß, geraten Sie eventuell in die Versuchung, ungesunde Snacks oder üppige Mahlzeiten zu sich zu nehmen, was den Blutzucker ansteigen lässt. Es ist viel wichtiger, dass Sie die Mahlzeiten auf Ihren Tagesablauf und auf die Tabletten oder das Insulin abstimmen.

(F) Was passiert, wenn ich faste?

Wenn Sie fasten, müssen Sie die Tabletten- oder Insulindosis auf die Zeit des Fastens und der Nahrungsaufnahme nach dem Fasten abstimmen. Ihr Arzt wird Ihnen sagen können, was in dieser Situation am besten für Sie ist.

(F) Ich habe den Eindruck, dass ich mehr essen muss. Ich bin aber übergewichtig – was soll ich tun?

Essen Sie nicht insgesamt mehr, sondern verändern Sie die Essenszeiten und die jeweilige -menge. So können Sie Ihr Gewicht halten oder reduzieren. Greifen Sie zu fettarmen Nahrungsmitteln und kalorienarmen Snacks. Weitere Ratschläge zur Gewichtsabnahme siehe S. 70–75.

Kohlenhydrate und glykämischer Index

Ⓕ **Warum spielen Kohlenhydrate bei Diabetes Typ 2 eine so große Rolle?**

Die Kohlenhydrate Zucker, Stärke und Ballaststoffe werden bei der Verdauung in Glukose gespalten. Mithilfe des Insulins gelangt die Glukose in die Körperzellen, und wird dort entweder gleich zur Energiegewinnung verbraucht oder gespeichert. Bei Diabetes Typ 2 besteht eine Insulinresistenz, sodass die Glukose im Blut verbleibt. Zur Energiegewinnung braucht der Körper kohlenhydratreiche Nahrung. Sie sollten jedoch Kohlenhydrate bevorzugen, die der Körper nicht so schnell verdauen kann, damit weniger Insulin benötigt wird und der Blutzuckerspiegel stabil bleibt.

Ⓕ **Welche Kohlenhydrate werden schnell verdaut?**

Kohlenhydrate wie Traubenzucker, zuckerhaltige Getränke und Weißbrot sind leicht und schnell verdaulich. Sie lassen den Blutzuckerspiegel rasch ansteigen – was einen sofortigen Mehrbedarf an Insulin zur Folge hat. Dennoch ist es nicht erforderlich, ganz auf diese Nahrungsmittel zu verzichten; sie sollten jedoch in Verbindung mit anderen Lebensmitteln verzehrt werden – z.B. als belegtes Brot – damit sie weniger schnell abgebaut werden und sich nicht so stark auf den Blutzuckerspiegel auswirken.

Ⓕ **Welche Kohlenhydrate werden langsam verdaut?**

Teigwaren, Nudeln, Reis, Vollkornbrot, Bohnen und Hülsenfrüchte werden bei der Verdauung relativ langsam in Glukose gespalten. Sie führen zu keinem starken Anstieg des Blutzuckerspiegels, und ihr Verzehr trägt zu einem ausgewogenen Blutzuckerspiegel bei.

F Ich habe gehört, dass Diabetiker die Broteinheiten zählen. Was bedeutet das, und ist es auch für mich empfehlenswert?

Durch die Berechnung von Broteinheiten (BE) lässt sich die Menge der verzehrten Kohlenhydrate ermitteln. Viele Typ-1-Diabetiker verwenden diese Methode, um die benötigte Insulinmenge zu berechnen. Wenn Sie an Diabetes Typ 2 leiden, ist es hilfreich zu wissen, wie viele Kohlenhydrate verzehrt wurden, um eine ausgewogene Ernährung zu gewährleisten. Bei insulinpflichtigem Diabetes Typ 2 kann aber durch die Bestimmung der Kohlenhydratmenge allein der Insulinbedarf nicht festgestellt werden, da auch andere Faktoren eine Rolle spielen, z.B. wie resistent die Körperzellen gegen das Insulin sind. Ihr Arzt kann Ihnen Auskunft darüber geben, ob es für Sie sinnvoll ist, Broteinheiten zu berechnen.

DEN KOHLENHYDRATGEHALT KENNEN

Je mehr Kohlenhydrate die Nahrung enthält, desto mehr Insulin wird für ihre Umsetzung gebraucht. Wer den Kohlenhydratgehalt der Lebensmittel kennt, kann seine Medikamente besser dosieren.

MENGE	NAHRUNGSMITTEL
1 BE (10 g)	1 dünne Scheibe Brot, 1 TL (15 g) ungekochter Reis, 1 Scheibe Toastbrot, 2 TL gekochte weiße Bohnen, 1 kleiner Apfel
1,5 BE (15 g)	1 mittlere Scheibe Brot, 190 g gekochte Kartoffeln, 7–10 mittelgroße Pommes frites, 3 Scheiben Knäckebrot, 1 mittlere Grapefruit
2 BE (20 g)	1 dicke Scheibe Brot, 1 großes Croissant, 1 Schälchen Pudding, 1 Mango, 2 TL Rosinen
3 BE (30 g)	1 gr. Rosinenbrötchen, 4 Scheiben Ananas, 8–10 getr. Aprikosen, 1 Stück Obstkuchen, 60 g Müsli

Ⓕ Wie liest man den glykämischen Index?

Der glykämische Index (GI) klassifiziert kohlenhydrathaltige Lebensmittel in Bezug auf die Geschwindigkeit, mit der sie auf den Blutzucker wirken. Reiner Traubenzucker besitzt einen Index von 100. Die übrigen kohlenhydrathaltigen Nahrungsmittel werden dementsprechend eingestuft. Langsam verdauliche Nahrungsmittel besitzen einen niedrigen GI (unter 55), mittelschnell verdauliche einen GI zwischen 55 und 70, und schnell verdauliche Nahrungsmittel haben einen GI von über 70.

Ⓕ Soll ich Nahrungsmittel mit hohem oder niedrigem GI essen?

Da Nahrungsmittel mit niedrigem GI langsamer verdaut werden, lassen sie den Blutzucker weniger schnell steigen als Nahrungsmittel mit einem hohen GI. Um die Mahlzeiten ausgewogen zu gestalten, sollten Sie Nahrungsmittel mit hohem GI und solche mit niedrigem GI kombinieren.

Ⓕ Warum haben ähnliche Nahrungsmittel einen unterschiedlichen GI?

Kombiniert man ein Nahrungsmittel mit hohem GI mit Fett, nimmt der GI ab. Daher haben Bratkartoffeln einen niedrigeren GI als Kartoffeln, die ohne Fett zubereitet wurden. Auch die Art der Zubereitung wirkt sich auf den GI aus. Beim Backen z.B. werden die Stärkemoleküle der Kartoffeln weiter aufgespalten als beim Kochen – der GI steigt an.

Ⓕ Welchen Einfluss hat die Kombination verschiedener Nahrungsmittel auf den GI?

Der GI eines Lebensmittels besagt nur, wie schnell oder langsam es den Blutzuckerspiegel ansteigen lässt, wenn es für sich alleine gegessen wird. Mahlzeiten bestehen aber meist aus verschiedenen Lebensmitteln – z.B. Kartoffeln mit Fleisch und Gemüse. Kombiniert man Nahrungsmittel mit unterschiedlichen GI-Werten, variiert der GI der gesamten Mahlzeit.

F Wie kann ich den glykämischen Index im Alltag anwenden?

Der GI kann ein Anhaltspunkt sein, um zu entscheiden, welche Lebensmittel in eine Mahlzeit einbezogen werden sollen. Essen Sie z.B. Baguette (hoher GI), liegt der GI der Gesamtmahlzeit niedriger, wenn Sie es mit Tomaten (niedriger GI) belegen. Die Auswirkungen auf den Blutzuckerspiegel sind dann geringer.

GLYKÄMISCHER INDEX VON LEBENSMITTELN

Lebensmittel haben einen GI-Wert zwischen 1 und 100. Der GI von Glukose wird mit 100 angesetzt; sie lässt den Blutzuckerspiegel innerhalb von 30 Minuten ansteigen. Die Angaben in dieser Tabelle sind Richtwerte, die je nach Marke unterschiedlich ausfallen können.

NIEDRIG (UNTER 55)

- Obst: Äpfel, Grapefruit
- Gemüse: alle Hülsenfrüchte wie z.B. Erbsen, Linsen; Süßkartoffeln
- Müsli und Vollkornprodukte: Haferflocken mit Milch, Haferkleie, Pumpernickel, Reis, Weizentortilla, Nudeln
- Snacks und Desserts: Erdnüsse, Milchschokolade, Joghurt
- Getränke: Milch

MITTEL (55–69)

- Obst: Melonen, Ananas
- Gemüse: Zuckermais, Rote Bete, Kartoffeln
- Müsli und Vollkornprodukte: Müsli, Vollkornbrot, Croissants, Knäckebrot, Couscous
- Snacks und Desserts: Vollkornkekse, Müsliriegel, Eiscreme (Vollfettstufe)
- Getränke: Preiselbeersaft

HOCH (ÜBER 70)

- Obst: Datteln, Wassermelone
- Gemüse: Pastinaken, Kartoffelbrei, Ofenkartoffeln
- Müsli und Vollkornprodukte: Cornflakes, Puffreis, Weißbrot, Kochbeutelreis
- Snacks und Desserts: Reisgebäck, Krapfen, Gummibärchen
- Getränke: Limonade

Gesünder kochen

(F) Wie bereite ich das Essen fettarm zu?

Grillen, dünsten oder backen Sie die Zutaten, anstatt sie zu braten. Legen Sie Fleisch im Ofen auf einen Rost, damit das Fett ablaufen kann.

(F) Was mache ich, wenn im Rezept steht, dass ich etwas braten soll?

Überlegen Sie, ob Sie statt des Bratens eine der oben genannnten Methoden anwenden können. Lässt sich das Braten nicht umgehen, verwenden Sie einfach ungesättigte Fette, wie z.B. Rapsöl.

(F) Ich esse für mein Leben gern Pudding. Wie vermeide ich, dass ich davon zunehme?

Mit etwas Süßstoff lässt sich eine Süßspeise oft besser süßen als mit Zucker, und sie enthält weniger Kalorien. Puddings enthalten jedoch häufig viel Fett; Sie sollten deshalb nur selten und kleine Portionen davon essen, um nicht zuzunehmen.

(F) Ich esse nun mehr Gemüse, weil es kalorienarm ist. Wie kann ich meine Mahlzeiten abwechslungsreicher gestalten?

Verwenden Sie Ingwer, Knoblauch oder andere Gewürze, oder streuen Sie Kräuter wie Basilikum, Estragon, Rosmarin, Dill, Salbei, Minze, Thymian oder Oregano auf das Gemüse, um den Eigengeschmack der Nahrung besser zur Geltung zu bringen und Salz einzusparen. Verfeinern Sie das Essen mit fettarmen Dressings oder Marinaden.

(F) Mir fällt es schwer, weniger Käse zu essen, obwohl ich weiß, dass er viele Kalorien enthält. Was soll ich tun?

Die meisten Käsesorten sind auch fettreduziert (und daher kalorienärmer) erhältlich, aber dennoch ist der Fettgehalt hoch. Essen Sie kleine Mengen von Käsesorten mit intensivem Geschmack. Parmesan z.B. hat einen hohen Fettgehalt, aber einen intensiven Geschmack – von den meisten anderen Käsesorten bräuchten Sie eine viel größere Menge.

REZEPTE ABWANDELN

Suppen	Wenn Sie mehr Gemüse verwenden, steigt der Ballaststoffanteil. Verwenden Sie fettarmen Joghurt statt Sahne, um den Fettgehalt zu reduzieren.
Käse	Ziegen- oder Schafskäse ist fettärmer als Käse auf Kuhmilchbasis.
Kleine Gerichte	Pinseln Sie etwas Öl auf eine Frühlingsrolle oder einen panierten Camembert und backen Sie sie im Ofen, statt sie zu frittieren.
Hackfleisch-gerichte	Durch das Vorkochen von Hackfleisch reduzieren Sie einen Teil des Fetts. Fleischersatz oder Soja enthalten weniger Fett.
Aufläufe	Verwenden Sie zum Überbacken eine dünne Teigschicht oder Kartoffelbrei, den Sie mit Kräutern und Frühlingszwiebeln anstelle von Butter verfeinert haben.
Schmorgerichte	Ersetzen Sie einen Teil der im Rezept angegebenen Fleischmenge durch Gemüse.
Nudelgerichte	Tomatensoßen sind gesünder als Sahnesoßen.
Mayonnaise	Verwenden Sie statt fettreicher Mayonnaise eine Mischung aus Naturjoghurt und fettarmer Crème fraîche.
Tiramisu	Nehmen Sie Magerquark und fettarmen Frischkäse anstelle von Eiern und Mascarpone. Etwas Zucker ist erlaubt.
Käsekuchen	Verwenden Sie Magerquark und viel frisches Obst, und zur Verzierung abgeriebene Zitronen- oder Orangenschale statt Sahne.
Streuselkuchen	Verwenden Sie Haferflocken für die Streusel. Füllen Sie den Kuchen mit Obst und nehmen Sie dafür weniger Streusel.
Pudding	Nehmen Sie Magermilch oder fettarme Milch und verwenden Sie Süßstoff statt Zucker.

Auswärts essen

Viele Restaurants bieten gesunde, kalorienarme Gerichte an, die wenig Fett und Zucker enthalten. Auch kleine Portionen können bestellt werden. Wenn Sie essen gehen, sollten Sie sich auf ein bis zwei Gänge beschränken.

Gibt es keine gesunden Alternativen, oder möchten Sie einmal nicht darauf Rücksicht nehmen, können Sie Ihr Insulin so dosieren, dass sich ein Anstieg des Blutzuckerspiegels vermeiden lässt. Wenn Sie dies nicht einrichten können, wird der Blutzucker zwar vorübergehend steigen, jedoch wieder auf das übliche Niveau sinken, sobald Sie zu Ihren normalen Essgewohnheiten zurückkehren.

Gehen Sie oft essen, müssen Sie sorgfältig darauf achten, was Sie essen. Wählen Sie als Vorspeise ein Gericht aus Obst oder Gemüse anstelle von frittierten oder in Soße oder Öl

FLEISCHGERICHTE

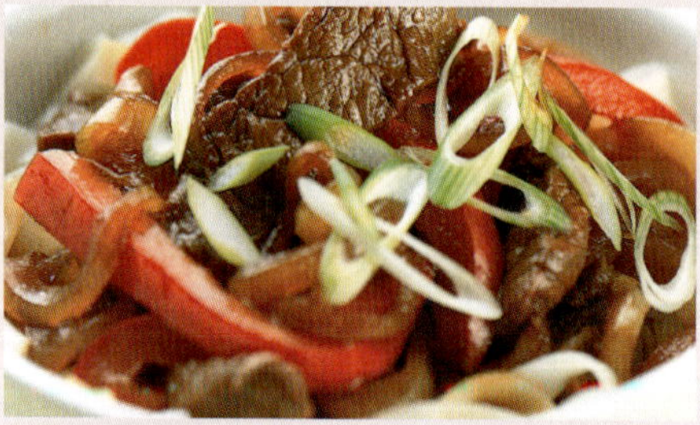

Gute Wahl: Steak ohne Soße, Brathähnchen (ohne Haut), gegrilltes Lammsteak (ohne Fett), kurz gebratenes Schweinefleisch mit Gemüse.

Weniger gute Wahl: Bœuf Stroganoff, Cordon bleu, Steak mit Sahnesoße, gebratenes Lammkotelett, Hamburger.

FISCHGERICHTE

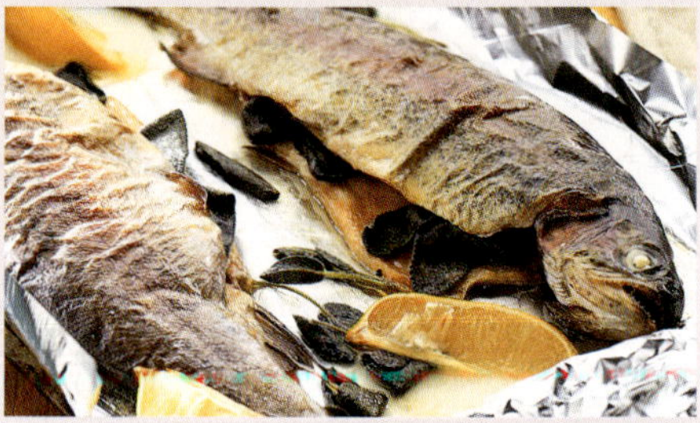

Gute Wahl: Lachs oder Thunfisch gedünstet oder aus dem Ofen, gegrilltes Schwertfischsteak, geräucherte Makrelenfilets, Thunfischsalat, Fischauflauf mit Kartoffelkruste.

Weniger gute Wahl: Panierter Fisch, frittierte Tintenfischringe, Fisch in Sahnesoße.

getränkten Speisen. Nehmen Sie als Hauptgericht Ofenkartoffeln oder gekochte Kartoffeln ohne Butter, denn Bratkartoffeln und Kartoffelbrei enthalten viel Fett. Bitten Sie um mehr Gemüse und weniger Fleisch, und lassen Sie Soßen separat kommen, damit Sie kontrollieren können, wie viel Sie essen. Nehmen Sie als Nachspeise frisches Obst oder ein Obstdessert, oder teilen Sie sich den Nachtisch.

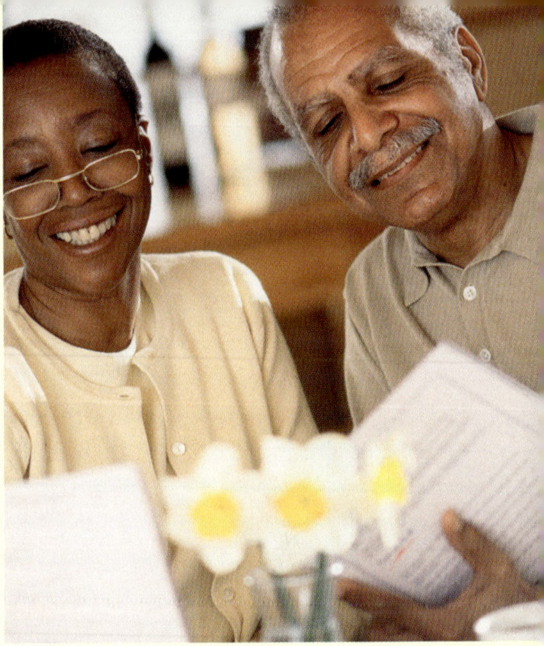

NUDELGERICHTE

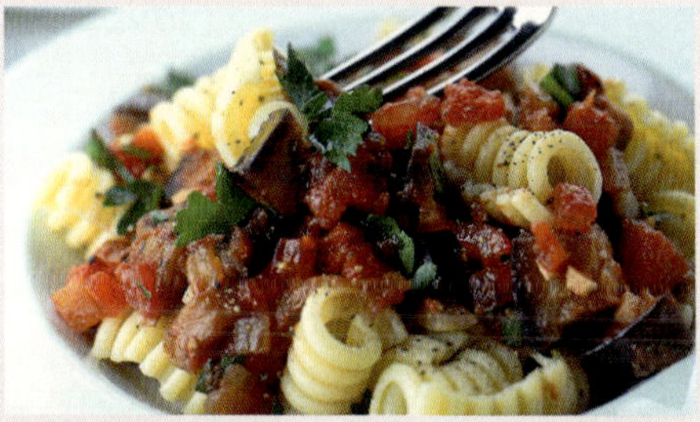

Gute Wahl: Nudeln mit Gemüse- oder Tomatensoße, Spaghetti Bolognese, Nudeln mit Thunfisch oder geräucherter Makrele, Nudeln mit Meeresfrüchten.

Weniger gute Wahl: Nudeln mit Sahnesoße (z.B. Spaghetti Carbonara), Lasagne mit Hackfleisch, Nudeln mit Vier-Käse-Soße.

GEMÜSEGERICHTE

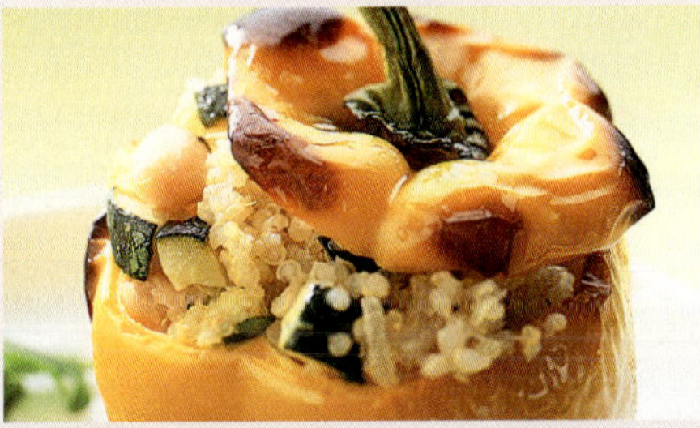

Gute Wahl: Paprika mit Gemüsefüllung, kurz gebratenes Gemüse, spanisches Omelette, gedünstetes Gemüse mit Reis, Ratatouille, gegrillte Gemüsespieße.

Weniger gute Wahl: Vegetarische Pizza, mit Käse überbackener Blumenkohl, vegetarische Teigtaschen, Gemüsequiche.

Alkohol

Ⓕ **Darf ich Alkohol trinken?**

Es gibt keinen Grund, als Diabetiker völlig auf Alkohol zu verzichten, es sei denn, Ihr Arzt hat es Ihnen wegen einer anderen Erkrankung oder einer Behandlung verboten.

Ⓕ **Wie viel Alkohol darf ich trinken?**

Die Richtlinien sind die gleichen wie für Nichtdiabetiker: zwei Einheiten für Frauen und nicht mehr als drei Einheiten für Männer pro Tag (siehe Tabelle rechts).

Ⓕ **Wieso kann eine große Menge Alkohol zu Unterzuckerung führen?**

Wenn Sie Alkohol trinken, steigt der Blutzucker anfangs, da der Alkohol Kohlenhydrate enthält. In größerer Menge konsumiert, reduziert Alkohol die Fähigkeit der Leber, Glukose freizusetzen, und der Blutzuckerspiegel fällt ab. Wenn Sie Insulin spritzen oder insulinstimulierende Tabletten nehmen, kann es zu einer Unterzuckerung kommen (siehe S. 126–127). Essen Sie eine kohlenhydrathaltige Mahlzeit oder Snacks vor, während oder nach dem Alkoholkonsum, um dieser Gefahr vorzubeugen.

Ⓕ **Kann ich meine Insulin- oder Tablettendosis anpassen, wenn ich vorhabe, Alkohol zu trinken?**

Wenn Sie wissen, dass Sie Alkohol trinken werden und wahrscheinlich nichts dazu essen können, sollten Sie vorher die Dosis Ihres Insulins oder Ihrer Tabletten reduzieren, um eine Unterzuckerung zu vermeiden. Nehmen Sie einen Snack und Ihre Notfallmittel für den Fall einer Unterzuckerung mit.

Ⓕ **Ich will abnehmen. Soll ich auf Alkohol verzichten?**

Alkohol enthält viele Kalorien, deshalb sollten Sie nur wenig Alkohol trinken, wenn Sie abnehmen oder Ihr Gewicht halten wollen. Mischen Sie Alkoholisches mit kalorienarmen Mixgetränken.

F Wir haben im Büro eine Weihnachtsfeier, bei der bestimmt viel getrunken wird. Was soll ich tun?

Essen Sie vor dem Alkoholkonsum eine Mahlzeit oder Snacks zwischendurch und hinterher, um die Wirkung des Alkohols zu verringern. Trinken Sie zwischendurch Wasser, dann konsumieren Sie weniger Alkohol und haben doch immer ein Glas in der Hand. Sie sollten außerdem einem Freund sagen, was bei einer Unterzuckerung zu tun ist. Wer Sie nicht kennt, könnte sonst denken, Sie seien betrunken, wenn Sie unterzuckert sind, und wird nicht erkennen, dass Sie Hilfe benötigen.

ALKOHOL UND BLUTZUCKER

Alkoholische Getränke enthalten Kohlenhydrate und lassen anfangs den Blutzuckerspiegel ansteigen. Große Mengen Alkohol verhindern jedoch, dass die Leber Glukose freisetzt. Der Blutzuckerspiegel sinkt und es droht eine Unterzuckerung.

WAS BEI ALKOHOL ZU BEACHTEN IST

Große Mengen Alkohol können zu Unterzuckerung führen, wenn Sie Insulin oder insulinstimulierende Tabletten nehmen. Lernen Sie, die Anzeichen einer Unterzuckerung zu erkennen (siehe S. 126–129).

Die Gefahr einer Unterzuckerung wird vermindert, wenn zum Alkohol eine kohlenhydrathaltige Mahlzeit oder ein Snack verzehrt wird.

Alkoholische Getränke sind kalorienreich. Trinken Sie kalorienarme Mixgetränke mit Diätcola oder Diätlimonaden.

Der Alkoholkonsum wird in Einheiten gemessen. Eine Einheit Alkohol entspricht einem halben Liter Bier oder Apfelwein, 50 ml Sherry, Wermut, Likör oder Aperitif. Ein Glas Wein (125 ml) oder 2 cl Branntwein enthalten 1,5 Einheiten Alkohol.

Empfohlen werden nicht mehr als 1–2 Einheiten Alkohol für Frauen und 2–3 Einheiten für Männer. An mindestens zwei Tagen pro Woche sollten Sie keinen Alkohol trinken.

Die Bedeutung von Gewicht und Figur

F Welcher Zusammenhang besteht zwischen meiner Figur und Diabetes?

Macht sich Ihr Übergewicht mehr im Taillenbereich bemerkbar, besteht ein erhöhtes Risiko für Herz-Kreislauf-Erkrankungen. Selbst wenn Sie nicht übergewichtig sind, sinkt das Risiko für Herzerkrankungen, wenn Sie weniger Fett um die Taille als im Hüftbereich anlagern.

F Wie finde ich heraus, ob ich zu viel Fett um die Taille habe?

Messen Sie den Taillenumfang an der breitesten Stelle. Beträgt er mehr als 94 cm (Männer) bzw. 80 cm (Frauen), besteht ein höheres Risiko für Herzerkrankungen.

F Wie messe ich das Verhältnis von Taille zu Hüfte?

Messen Sie den Taillen- und Hüftumfang jeweils an der breitesten Stelle. Teilen Sie Taillen- durch Hüftumfang. Beträgt der Taillenumfang z.B. 82 cm und der Hüftumfang 103 cm, ergibt sich daraus ein Quotient von 0,8. Liegt der Quotient über 0,9 (Männer) oder über 0,85 (Frauen), ist das Risiko für Herzerkrankungen erhöht.

F Stimmt es, dass Diabetiker, bevor die Diagnose gestellt ist, häufig Gewicht verlieren?

Bei hohem Blutzuckerspiegel kommt es oft zu Gewichtsverlust, ehe die Diagnose gestellt ist. Der Körper kann die Glukose nicht zur Energiegewinnung verwenden und muss auf das gespeicherte Fett zurückgreifen – vor allem bei Diabetes Typ 1, da das Insulin plötzlich wegfällt. Bei Typ 2 verläuft die Gewichtsabnahme langsamer. Das liegt daran, dass Glukose nicht gespeichert, sondern durch den Urin ausgeschieden wird. Sobald der Blutzuckerspiegel ausgeglichen ist, nimmt der Körper wieder zu.

F Warum ist das Risiko, an Diabetes Typ 2 zu erkranken, bei Übergewichtigen und Fettleibigen größer?

Übergewichtige haben ein viel höheres Risiko, an Diabetes Typ 2 zu erkranken, weil das überschüssige Gewicht zur Resistenz der Zellen gegenüber der Wirkung des Insulins führt. Obwohl die Bauchspeicheldrüse auch weiterhin Insulin produziert, kann der Körper es nicht einsetzen. Bei Menschen, die nicht an Diabetes leiden, wirkt Insulin wie ein Schlüssel und öffnet die Zellen für die Aufnahme von Glukose zur Energiegewinnung. Bei Diabetikern ist dieser Prozess jedoch gestört, und die Glukose verbleibt im Blut, was zu einem Anstieg des Blutzuckerspiegels führt. Auf S. 16–17 können Sie nachlesen, wie sich Diabetes auf die Blutzuckereinstellung auswirkt.

F Wieso soll man bei Diabetes abnehmen?

Bereits eine geringe Gewichtsabnahme erleichtert die Kontrolle des Blutzuckerspiegels, senkt Blutdruck und Cholesterinwerte und verhindert oder verzögert auf diese Weise das Auftreten von Spätfolgen wie Herzkrankheiten. Wenn Sie für Ihre Größe normalgewichtig sind, benötigt der Körper weniger Insulin, um die Glukose im Blut zu verarbeiten, und das Insulin wirkt effizienter. Eine Gewichtsabnahme entlastet darüber hinaus Herz und Kreislauf.

F Wie kann ich feststellen, ob ich übergewichtig bin?

Um festzustellen, ob Sie übergewichtig sind, sollten Sie Ihren Body-Mass-Index (BMI; siehe S. 69) bestimmen. Dieser berechnet sich aus dem Quotient von Gewicht und Körpergröße. Der Wert, den Sie erhalten, sagt aus, ob Untergewicht, Normalgewicht oder Übergewicht vorliegt. Ein BMI von 25 oder mehr bedeutet Übergewicht, bei einem BMI von 30 aufwärts besteht sogar Fettleibigkeit.

F Wie rechne ich meinen BMI aus?

Sie können den BMI entweder an einer Tabelle ablesen (siehe rechts) oder selbst ausrechnen. Dazu teilen Sie Ihr Gewicht in Kilogramm durch das Quadrat der Körpergröße in Metern. Wiegen Sie z.B. 70 kg bei einer Körpergröße von 1,67 m, beträgt Ihr BMI 70 : (1,67x 1,67) = 70 : 2,79 = 25.

F Ich bin übergewichtig. Kann ich als Diabetiker weiterhin ohne Tabletten oder Insulin zurechtkommen, wenn ich abnehme?

Wenn Sie abnehmen, braucht der Körper weniger Insulin. Dadurch können Sie den Zeitpunkt hinauszögern, bis der Diabetes mit Tabletten oder Insulin behandelt werden muss, aber sehr wahrscheinlich müssen Sie irgendwann Medikamente nehmen. Ihr Arzt kann Ihnen sagen, ob eine Gewichtsabnahme Ihnen dabei helfen kann, ohne Medikamente auszukommen, oder ob Sie schon frühzeitig welche benötigen werden. Ausschlaggebend sind die Blutzuckertests, die Sie zu Hause durchführen, sowie das Resultat des HbA1c-Tests (siehe S. 113–114).

F Ich bin übergewichtig. Kann ich meine Tabletten- oder Insulindosis reduzieren, wenn ich abnehme?

Wahrscheinlich ja. Wenn Sie abnehmen, wird der Körper möglicherweise das natürlich produzierte Insulin besser einsetzen können und Sie werden weniger Tabletten oder Insulin benötigen. In jedem Fall werden die Medikamente besser wirken. Sprechen Sie darüber mit Ihrem Arzt.

F Stimmt es, dass Diabetes zu einer Gewichtszunahme führen kann?

Diabetes Typ 2 an sich führt nicht zu einer Gewichtszunahme. Es gibt aber andere Faktoren, die dazu führen können. Die Einnahme bestimmter Tabletten zur Senkung des Blutzuckerspiegels kann zu einer Gewichtszunahme führen oder einen Gewichtsverlust erschweren. Auch Insulinspritzen können anfangs zu einer Gewichtszunahme führen. Wer viel isst und sich wenig bewegt, wird ebenfalls zunehmen.

Bestimmung des Body-Mass-Index (BMI)

Zur Bestimmung des BMI ermitteln Sie Ihr Gewicht (ohne Kleider) und Ihre Größe. Ziehen Sie in der Skala entsprechend Ihrer Werte eine waagerechte und eine senkrechte Linie ein. Der Schnittpunkt der Linien zeigt Ihnen Ihren Gewichtsbereich, und Sie können erkennen, ob Sie zu- oder abnehmen oder Ihr Gewicht halten sollten.

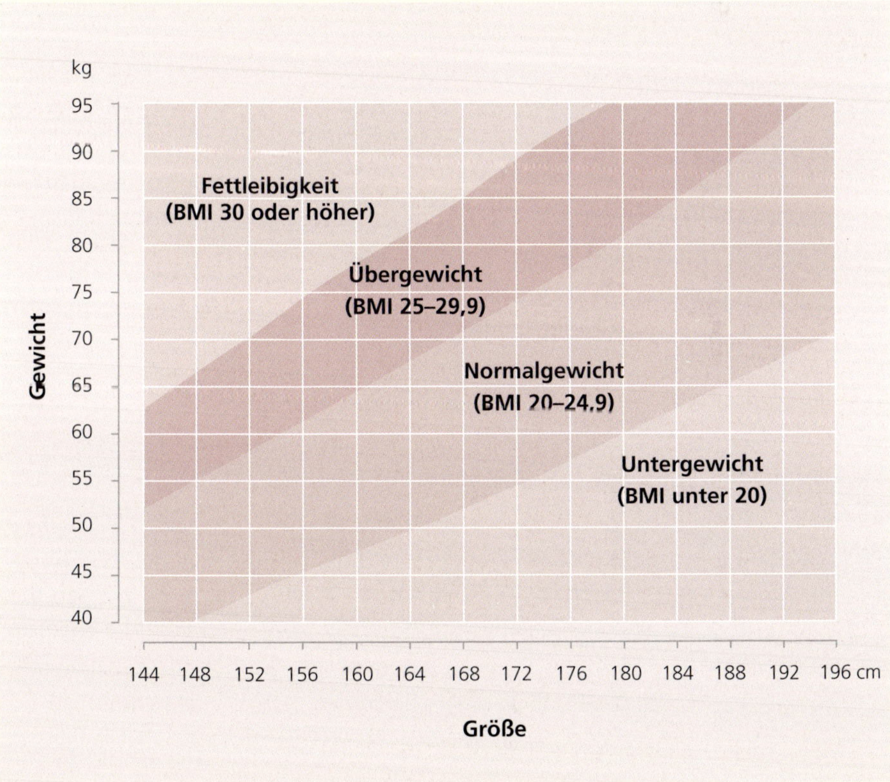

So nehmen Sie ab

Ⓕ Ich will abnehmen. Wie mache ich das am besten?

Um abzunehmen, sollten Sie weniger essen und sich mehr bewegen. Ernähren Sie sich gesund, vermeiden Sie fettreiche und kalorienhaltige Nahrungsmittel und bewegen Sie sich mehr im Alltag.

Ⓕ Wie viel sollte ich pro Woche abnehmen?

»Blitzdiäten« mit rascher Gewichtsabnahme sind ungesund und führen selten zum Dauererfolg. Sie sollten sich vornehmen, jede Woche 0,5 bis 1 kg abzunehmen, doch der Gewichtsverlust wird nicht jede Woche gleich sein. Der Körper muss sich an die neuen Ernährungs- und Bewegungsgewohnheiten anpassen.

Ⓕ Ich habe gelesen, es sei gut, ein Ernährungstagebuch zu führen. Wozu dient das?

Wenn Sie mithilfe eines Ernährungstagebuchs genau festhalten, was und wann Sie essen und trinken, können Sie leichter erkennen, wo sich eventuell Kalorien einsparen lassen. Gleichzeitig erhalten Sie Aufschluss darüber, ob die Mahlzeiten gleichmäßig über den Tag verteilt und die Snacks möglicherweise für die Gewichtszunahme verantwortlich sind.

Ⓕ Wie kann ich mithilfe eines Ernährungstagebuchs abnehmen?

Lesen Sie sich Ihr Ernährungstagebuch durch und stellen Sie sich folgende Fragen: Esse ich sehr fette oder stark zuckerhaltige Nahrungsmittel immer zu bestimmten Tageszeiten? Koste ich das Essen gerne, während ich koche? Nehme ich für alkoholische Mixgetränke normale Limonade anstatt kalorienarmer Diätlimonade? Gehe ich oft essen? Esse ich viel auf einmal? Die Antworten auf diese Fragen können Ihnen Aufschluss darüber geben, welche Veränderungen notwendig sind, um abzunehmen.

F Ich habe schon oft versucht, abzunehmen, aber normalerweise gebe ich nach einer Woche auf. Wie gelingt es mir, durchzuhalten?

Setzen Sie sich kurzfristig erreichbare Ziele. Wenn Sie sich z.B. vornehmen, bis zur nächsten Woche 1 kg abzunehmen, lässt sich dieses Ziel viel leichter verwirklichen als der Plan, bis zum nächsten Jahr 20 kg abzunehmen. Selbst wenn Sie in einer Woche nur 0,5 kg Woche abnehmen, Ihren Ernährungs- und Bewegungsplan aber grundsätzlich einhalten, werden Sie weiter abnehmen. Ersetzen Sie alle verführerischen Kalorienbomben in Kühlschrank und Schränken durch kalorienarme Alternativen. Halten Sie Ihre Erfolge schriftlich fest. Bitten Sie Freunde und Familie um Unterstützung.

F Eine Freundin von mir will abnehmen und hat einen detaillierten Plan zur Gewichtsabnahme aufgestellt. Ist das empfehlenswert?

Ja. Stellen Sie sich folgende Fragen, um einen für Sie passenden Plan zu erstellen: Wie viel möchten Sie innerhalb der nächsten Wochen abnehmen? Was werden Sie an Ihrer Ernährung und körperlichen Aktivität ändern? Wie werden Sie diese Änderungen in den Alltag integrieren? Wie werden Sie feststellen, wie viel Sie jede Woche abnehmen? Wie werden Sie sich motivieren, um Ihre Ziele zu erreichen? Wen werden Sie um Unterstützung bitten? Was werden Sie in Situationen tun, in denen Sie Ihre Vorsatze nicht einhalten können? Wann werden Sie mit dem Abnehmen beginnen? Ist das Vorhaben realistisch? Falls nicht, setzen Sie sich kleinere Ziele, die leichter zu erreichen sind.

F Als ich versuchte, weniger zu essen, litt ich ständig an Unterzuckerung. Wie kann ich das vermeiden?

Überprüfen Sie Ihren Blutzuckerspiegel, um festzustellen, ob Ihr Blutzucker abfällt. Wenn dies der Fall ist, verringern Sie die Tabletten- oder Insulindosis. Haben Sie erst einmal abgenommen, werden Sie wahrscheinlich weniger Medikamente benötigen, um eine Unterzuckerung zu vermeiden.

Kalorien zählen

Ⓕ Wie viele Kalorien muss ich einsparen, um abzunehmen?

Um durch weniger essen ungefähr 0,5 kg pro Woche abzunehmen, müssen pro Tag etwa 500 Kalorien eingespart werden. Frauen benötigen ca. 2000 und Männer ca. 2500 Kalorien pro Tag, um das Gewicht zu halten. Besprechen Sie mit Ihrem Arzt, wie sich Ihre Kalorienzufuhr auf den Blutzuckerspiegel auswirkt.

Ⓕ Wie finde ich den Kaloriengehalt von Lebensmitteln heraus?

Ziehen Sie eine Kalorientabelle heran und wiegen Sie Ihre Nahrung ab, um herauszufinden, wie viele Kalorien Sie zu sich nehmen. Sehen Sie sich die Nährwertangaben auf der Verpackung an, um mit dem Nährstoffgehalt der Nahrung vertraut zu werden (siehe S. 53). Mit einem Ernährungstagebuch können Sie Ihre Kalorienzufuhr nachverfolgen.

Ⓕ Sollte ich weniger Fett essen, um Kalorien zu sparen?

Ja. Fett enthält mehr Kalorien als andere Nährstoffe. Kohlenhydrate liefern 3,75 Kalorien pro Gramm, Fett mit 9 Kalorien pro Gramm aber mehr als doppelt so viel. Viele Supermärkte bieten fettarme Produkte an, doch die enthalten häufig mehr Zucker. Lesen Sie die Nährwertangaben.

Ⓕ Sollte ich auf Kohlenhydrate oder eiweißreiche Nahrungsmittel ganz verzichten?

Auch wenn Sie weniger essen, brauchen Sie eine Kombination aller Nährstoffe. Es wäre ungesund, Kohlenhydrate oder Eiweiß ganz zu streichen. Gerade auf Kohlenhydrate dürfen Sie nicht ganz verzichten, da der Körper sonst seine eigenen Energiereserven aufbraucht.

Ⓕ Was sind »versteckte Kalorien« in der Nahrung?

Einige Lebensmittel sind heimliche Dickmacher. Kekse und einige Soßen enthalten z.B. viel Fett, und auch Alkohol enthält viele Kalorien.

(F) Welche Bedeutung hat die Größe der einzelnen Portion bei den Mahlzeiten?

Die große Portion eines kalorienarmen Gerichts enthält eventuell genauso viel Kalorien wie die kleine Portion eines fettreichen Essens. Wenn Sie gerne große Portionen essen, sollten Sie sich möglichst an kalorienarme Lebensmittel halten.

KALORIEN SPAREN

Mit der richtigen Wahl der Lebensmittel können Sie jeden Tag Kalorien sparen und dadurch abnehmen, ohne auf die Dinge verzichten zu müssen, die Sie mögen. Die folgende Tabelle enthält einige kalorienarme Alternativen zu Speisen und Getränken, die viele Kalorien enthalten.

VIELE KALORIEN	KCAL	WENIGER KALORIEN	KCAL
100 g Soße Carbonara	**200**	100 g Tomatensoße	**70**
Kleine Pizza (dicker Boden)	**350**	Kleine Pizza (dünner Boden)	**220**
Mittleres Brötchen mit Schinken, Salat und Tomaten	**502**	Mittleres Brötchen mit Lachs und Gurken	**274**
300 g Tomatensuppe	**216**	300 g Minestrone	**93**
Hühnerbrust mit Haut	**300**	Hühnerbrust ohne Haut	**190**
50 g Gouda-Käse	**215**	50 g Hüttenkäse	**51**
25 g Gorgonzola-Dressing	**115**	25 g fettarmes Dressing	**22**
150 g Naturjoghurt	**195**	1 Becher (150 g) fettarmer Joghurt	**80**
40 g gesalzene Erdnüsse	**250**	4 Grissini (Salzgebäck)	**84**
330 ml (1 Dose) Cola	**135**	330 ml Dose Cola light	**0**
1 kleiner Cappuccino	**70**	1 Espresso	**4**

Ⓕ **Kann ich, um abzunehmen, eine Mahlzeit ausfallen lassen?**

Regelmäßige Mahlzeiten liefern dem Körper die Energie, die er braucht, und tragen dazu bei, dass der Blutzucker im empfohlenen Rahmen bleibt. Wenn Sie eine Mahlzeit auslassen, werden Sie bei der nächsten Mahlzeit wahrscheinlich so hungrig sein, dass Sie zu viel auf einmal essen und der Blutzuckerspiegel in die Höhe schnellt.

Ⓕ **Kann ich, wenn ich zu viel gegessen habe, durch Bewegung mehr Kalorien verbrennen?**

Ja, aber wie viele Kalorien verbrannt werden, hängt von Dauer und Intensität der Belastung ab. Bewegung wirkt sich in zweierlei Hinsicht positiv auf Ihren Körper aus: Während der Bewegung wird mehr Energie verbraucht, und gleichzeitig wird der Stoffwechsel angekurbelt, d.h. Ihr Körper verbraucht selbst in Ruhe mehr Kalorien.

Ⓕ **Kann ich durch mehr Bewegung abnehmen, auch wenn ich gleich viele Kalorien zu mir nehme?**

Eine Gewichtszu- oder -abnahme hängt immer vom Verhältnis der Energiezufuhr (also Kalorienzufuhr) zum Energieverbrauch ab. Es kann folglich sein, dass Sie durch mehr Bewegung abnehmen, obwohl Sie nicht weniger essen. Ob Sie nun Kalorien zählen möchten oder nicht, eine Gewichtsabnahme wird immer erfolgreicher sein, wenn Sie sich an einen langfristigen Plan halten.

Ⓕ **Einige Diäten empfehlen, bestimmte Portionen von Nahrungsmitteln zu essen. Wie kann ich den Kaloriengehalt herausfinden?**

Alle Reduktionsdiäten basieren auf einer Kombination von Nahrungsmitteln und deren Kaloriengehalt. Wenn in einer Diät die Portionen angegeben werden, heißt das, dass die Autoren die Kalorien für Sie schon umgerechnet und dabei auch Nahrungsmittel aufgenommen haben, mit denen Sie Ihre Diät als nicht so entbehrungsreich empfinden. Um langfristige Erfolge zu erzielen, sollten Sie einen Diätplan auswählen, mit dem Sie sich wohl fühlen.

Wenig Kalorien und Kohlenhydrate

F Ich höre oft von neuen Diäten. Eignen sie sich für mich, obwohl ich Diabetiker bin?

Das hängt von der Diät ab. Am besten abnehmen lässt sich durch eine Reduzierung der Kalorienzufuhr und/oder durch mehr Bewegung. Diäten, bei denen die Nährstoffe sehr unausgewogen sind, eignen sich für Diabetiker eher nicht. Besprechen Sie die Diät mit Ihrem Arzt.

F Stimmt es, dass ich durch eine kohlenhydratarme Diät schnell abnehmen kann?

Einige Diäten zwingen den Körper dazu, Fett und Muskelmasse zur Energiegewinnung abzubauen. So kann man zwar schnell Gewicht verlieren, doch sobald Sie wieder zu Ihren normalen Essgewohnheiten zurückkehren, wird der Körper das Fett und die Muskelmasse wieder ansetzen. Diese Art von Diät eignet sich, um schnell abzunehmen, aber auf Kohlenhydrate zu verzichten bedeutet, dem Körper die wichtigste Energiequelle vorzuenthalten.

F Kann ich eine streng kohlenhydratarme Diät machen?

Wenn Sie Insulin oder insulinstimulierende Tabletten nehmen, kann eine streng kohlenhydratarme Diät zu Unterzuckerung führen. Eine gesunde, ausgewogene Ernährung mit weniger Kalorien ist die beste Methode, um abzunehmen.

F Kann ich eine Mahlzeit durch einen Schlankheitsdrink ersetzen?

Schlankheitsdrinks dienen zwar der Gewichtsreduktion, um dauerhaft abzunehmen ist es aber wichtig, dass Sie Ihre Ernährungsgewohnheiten ändern. Überlegen Sie, was Sie normalerweise essen, und entscheiden Sie dann, wo Sie Kalorien einsparen können. Besprechen Sie mit Ihrem Arzt, wie Sie Ihre Nahrungsaufnahme langsam ändern und Ihr Gewicht halten können.

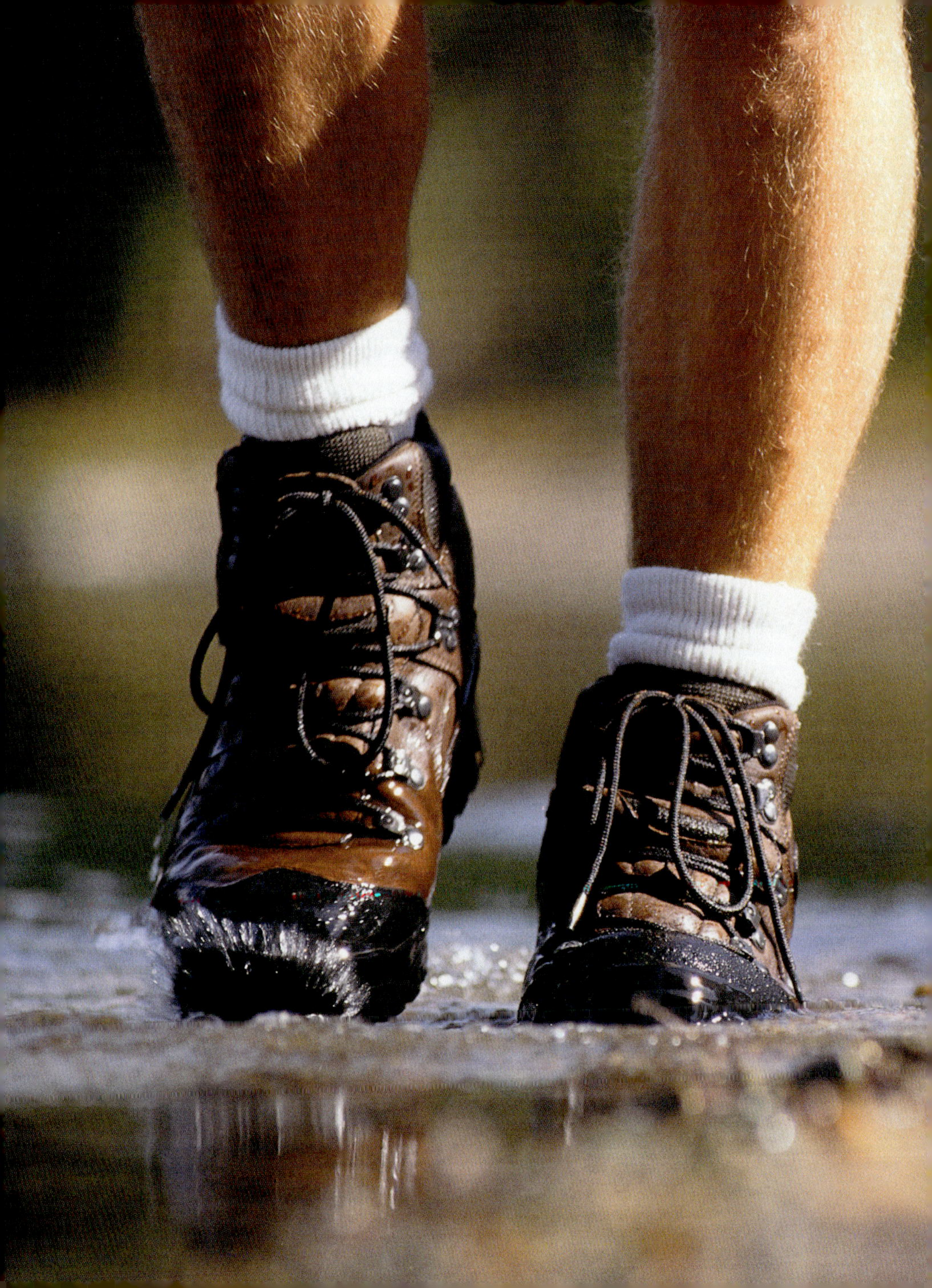

Körperliche Aktivität

Eine aktive Lebensweise verbessert die Körperfunktionen und wirkt sich dadurch positiv auf Gesundheit, Wohlbefinden und auch auf den Diabetes aus. Mehr Bewegung im Alltag ist wichtig für die Kontrolle des Diabetes und trägt dazu bei, das Gewicht zu reduzieren.

Die Vorteile körperlicher Aktivität

F Warum sagen alle, ich solle mich mehr bewegen?

Bei Typ-2-Diabetikern trägt regelmäßige Bewegung dazu bei, dass der Körper das eigene oder das injizierte Insulin besser nutzen kann. Durch mehr Bewegung lässt sich Diabetes viel besser kontrollieren. Bewegung hilft dabei, das Gewicht zu reduzieren oder zu halten.

F Wie viel Bewegung ist nötig, bevor sich positive Auswirkungen einstellen?

Jede Art von Bewegung, die zu einem Anstieg der Herzfrequenz führt oder bei der Sie außer Atem geraten, wirkt sich positiv aus. Dazu müssen Sie nicht unbedingt ein Fitnesscenter aufsuchen oder anstrengende Tätigkeiten verrichten. Auch Tanzen oder Walking regt den Kreislauf an und verbrennt Kalorien. Bereits 30 Minuten leichte Bewegung fünfmal die Woche erleichtern Gewichtsabnahme und Blutzuckerstabilisierung und vermindern das Risiko für diabetische Spätfolgen.

F Wie schnell kann ich durch körperliche Aktivität abnehmen?

Wenn Sie sich regelmäßig bewegen und dabei weniger Kalorien zu sich nehmen, können Sie etwa 0,5 kg pro Woche abnehmen. Noch mehr Bewegung kann den Appetit anregen, und es besteht die Gefahr, dass Sie kalorienreiche Nahrungsmittel essen, wenn Sie nach dem Sport Hunger verspüren. Essen Sie zwischendurch Gemüsesticks oder Obst, um nicht zu viele Kalorien zu verzehren. Wenn Sie abgenommen haben, können Sie mit körperlicher Betätigung Ihr neues Gewicht leichter halten.

F Wieso kann man durch mehr Bewegung diabetische Spätfolgen vermeiden?

Durch regelmäßige körperliche Aktivität wird die Wirksamkeit des körpereigenen oder des injizierten Insulins gesteigert. Sowohl Blutzuckerspiegel als auch Blutdruck lassen sich leichter im empfohlenen Rahmen halten. Sind Blutzuckerspiegel und Blutdruck unter Kontrolle, nimmt das Risiko ab, an diabetischen Spätfolgen zu erkranken.

F Wie wirkt sich Bewegung auf mein Herz aus?

Regelmäßige Bewegung führt zur Senkung des Blutdrucks und der Cholesterinwerte und verringert so die Gefahr eines Herzinfarkts oder Schlaganfalls. Zudem wird das Herz gestärkt; es pumpt mit jedem Schlag mehr Blut durch den Körper. Dies beugt der Bildung von Blutgerinnseln in den Herzkranzgefäßen vor, die zum Herzinfarkt führen können. Je mehr Sie sich bewegen, desto geringer Ihr Risiko für einen Herzinfarkt und desto größer Ihre Chance, einen Herzinfarkt zu überleben.

F Ich neige zu Depressionen. Hilft es, wenn ich mich mehr bewege?

Ja, durch die Bewegung werden Endorphine und Serotonin freigesetzt, die als Botenstoffe im Gehirn für bessere Laune und mehr Wohlbefinden sorgen und damit zur Stimmungsaufhellung beitragen. Zu empfehlen sind Mannschafts- bzw. überhaupt gesellige Sportarten – der Kontakt mit Menschen kann ebenfalls die Stimmung heben.

F Werde ich weiterhin keine Medikamente benötigen, wenn ich körperlich aktiv bleibe?

Diabetes ist eine fortschreitende Krankheit. Sie werden wahrscheinlich irgendwann Tabletten oder Insulin benötigen. Durch viel körperliche Betätigung können Sie diesen Zeitpunkt hinauszögern, denn regelmäßige Bewegung vermindert die Insulinresistenz. Wenn Sie bereits Tabletten nehmen, werden Sie durch mehr Bewegung wahrscheinlich erst später Insulininjektionen benötigen und mit einer geringeren Dosis auskommen.

Mythos »Es ist sehr viel Bewegung nötig, bis sich die Vorzüge einstellen«

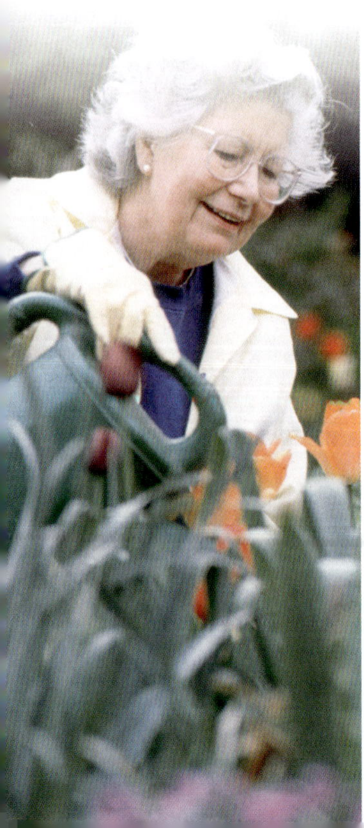

Wahrheit Empfohlen werden 30 Minuten körperliche Aktivität mindestens fünfmal die Woche. Es ist allerdings nicht notwendig, einen bestimmten Plan einzuhalten – es hilft bereits, sich im Alltag mehr zu bewegen. Auch Treppensteigen, Einkaufen, Garten- und Hausarbeit wirken sich positiv aus.

F Muss ich weiterhin meine Diabetes-Medikamente nehmen, wenn ich mich mehr bewege?

Ja, aber Sie werden vermutlich mit einer niedrigeren Dosis auskommen. Wenn Sie insulinstimulierende Tabletten nehmen, sollten Sie die Dosis reduzieren oder eine andere Tablettenart wählen, um damit einer Unterzuckerung vorzubeugen. Durch mehr Bewegung werden Sie wahrscheinlich abnehmen. Wenn der Gewichtsverlust mehrere Kilogramm beträgt, werden Sie möglicherweise eine geringere Dosis Tabletten oder Insulin benötigen.

F Meine Glukosetoleranz ist gestört. Soll ich mich mehr bewegen?

Ja. Eine gestörte Glukosetoleranz führt häufig zum Auftreten von Diabetes Typ 2. Mehr Bewegung und Gewichtsabnahme fördern die Wirksamkeit des natürlichen Insulins und dadurch eine bessere Einstellung des Blutzuckers. Eine gestörte Glukosetoleranz birgt ein höheres Risiko, an Diabetes Typ 2 zu erkranken. Je mehr Sie sich bewegen, desto länger können Sie den Ausbruch der Krankheit hinauszögern.

F Ich werde dieses Jahr 65. Ist es nicht zu spät für mehr körperliche Aktivität?

Es ist nie zu spät! Sie müssen dazu kein ehrgeiziges oder anstrengendes Trainingsprogramm absolvieren. Schon mehr Bewegung im Alltag (siehe S. 88–89) erleichtert die Stabilisierung des Blutzuckerspiegels und des Blutdrucks bei empfohlenen Werten. Wenn Sie sich mehr bewegen, werden Sie sich mit der Zeit kräftiger fühlen.

F Wieso sollte man sich nach einem Herzinfarkt mehr bewegen?

Regelmäßige körperliche Aktivität stärkt die Blutgefäße und verbessert die Blutversorgung des Herzens. Bewegung nach einem Herzinfarkt kann Stress, Depressionen und Ängsten vorbeugen und auf diese Weise dazu beitragen, dass Sie sich schneller erholen und sich wieder wie früher fühlen.

Körperliche Aktivität und Blutzuckerspiegel

Ⓕ **Wie wirkt sich körperliche Aktivität auf den Blutzuckerspiegel aus?**

Leichte Aktivität für 10–30 Minuten wirkt wohl kaum auf den Blutzuckerspiegel. Bei intensiverem Training fällt der Blutzuckerspiegel aber, da die Muskeln mehr Glukose aus dem Blut brauchen. Nach dem Training füllen die Muskeln und die Leber die geleerten Glykogenspeicher wieder, wofür sie Glukose aus dem Blut benötigen. Je länger das Training, desto mehr Glukose ist erforderlich, um die Glykogenspeicher zu füllen. Daher kann die Wirkung auf den Blutzuckerspiegel über mehrere Stunden anhalten.

Ⓕ **Kann intensives körperliches Training zu Unterzuckerung führen?**

Wenn Sie insulinstimulierende Tabletten oder Insulin nehmen, kann körperliche Aktivität dazu führen, dass Ihr Blutzuckerspiegel unter 72 mg/dl fällt. Es ist wichtig zu wissen, welche Auswirkungen bestimmte körperliche Aktivitäten auf den Blutzuckerspiegel haben und welche Maßnahmen Sie bei einer möglichen Unterzuckerung ergreifen müssen. Sie sollten den Blutzucker vor, während und nach dem Training kontrollieren.

Ⓕ **Wie kann ich vermeiden, dass mein Blutzuckerspiegel beim Rasenmähen abfällt?**

Beträgt Ihr Blutzuckerspiegel vor der Arbeit weniger als 90 mg/dl, sollten Sie etwas Obst essen, um eine Unterzuckerung zu vermeiden. Sie können auch vor dem Rasenmähen die Medikamentendosis verringern. Liegt der Blutzuckerwert über 90 mg/dl, benötigen Sie wahrscheinlich weder einen Snack noch eine Reduzierung der Medikamentendosis.

(F) Neulich beim Einkaufen fühlte ich mich zittrig und ängstlich. Woran lag das?

Auch Einkaufen ist eine körperliche Aktivität, und Ihr Blutzuckerspiegel ist möglicherweise dabei abgefallen. Wenn Sie Insulin oder insulinstimulierende Tabletten nehmen, ist eine Unterzuckerung beim Einkaufen, Treppensteigen und Tragen von Einkaufstaschen möglich.

(F) Woher weiß ich, wie sich Bewegung auf den Blutzucker auswirkt?

Kontrollieren Sie Ihren Blutzuckerspiegel vor und nach der Belastung sowie ein paar Stunden später. Sind Sie über eine Stunde aktiv, sollten Sie ihn auch zwischendurch einmal kontrollieren, um herauszufinden, ob Sie etwas gegen eine drohende Unterzuckerung unternehmen müssen.

SO WIRKT SPORT AUF DEN BLUTZUCKER

Treiben Sie 30 Minuten oder länger leichten Sport, ändert sich währenddessen der Blutzuckerwert. Je intensiver und länger Sie trainieren, desto größer ist die Wirkung auf den Blutzucker. Wenn Sie diese Wirkung kennen, können Sie Diabetes besser kontrollieren.

DAUER DER AKTIVITÄT	WIRKUNG AUF DEN BLUTZUCKER
0–15 Minuten	Der Blutzuckerspiegel steigt leicht an, da der Körper anfängt, das Glykogen aus der Leber in Glukose umzuwandeln.
15–30 Minuten	Der Blutzuckerspiegel sinkt leicht, da die Muskeln damit beginnen, Glukose in Energie umzuwandeln.
30–45 Minuten	Der Blutzuckerspiegel fällt weiter, da die Muskeln weiterhin Glukose verbrauchen, um ihre Arbeit leisten zu können.
Ende der Aktivität	Der Blutzuckerspiegel sinkt weiter ab, da Leber und Muskeln nun ihre Glykogenspeicher auffüllen und dafür Glukose aus dem Blut aufnehmen.

F Kann intensives Training am Tage zu einer nächtlichen Unterzuckerung führen?

Ja, nach intensivem Training kann es bis zu 36 Stunden dauern, bis der Blutzuckerspiegel sich normalisiert, da der Körper die Glukosevorräte in den Muskeln wieder auffüllt. Um einer Unterzuckerung vorzubeugen, sollten Sie Ihren Blutzuckerspiegel vor dem Zu-Bett-Gehen messen und gegebenenfalls entsprechende Maßnahmen ergreifen.

F Wirkt sich Sex auf meinen Blutzuckerspiegel aus?

Ja, als körperliche Aktivität wirkt sich Sex auf Ihren Blutzuckerspiegel aus. Wenn Sie sehr aktiv oder ausdauernd Sex haben, kann es zu einem Absinken des Blutzuckerspiegels kommen. Sie sollten daher Ihren Blutzuckerspiegel vor und nach dem Sex messen, um entscheiden zu können, ob Maßnahmen zur Vermeidung einer Unterzuckerung nötig sind.

F Mehr körperliche Aktivität scheint sich nicht auf meinen Blutzuckerspiegel auszuwirken. Woran liegt das?

Wahrscheinlich sind Intensität oder Dauer der Aktivität nicht ausreichend, um den Blutzuckerspiegel zu beeinflussen. War Ihr Blutzuckerspiegel vorher erhöht und ist er nicht abgesunken, fehlt es dem Körper an Insulin, um die Glukose in den Muskeln zu verarbeiten. In diesem Fall sollten Sie die Dosis Ihrer Tabletten oder Ihres Insulins erhöhen. Sprechen Sie darüber mit Ihrem Arzt.

F Kann ich vor körperlicher Aktivität meine Tabletten- oder Insulindosis anpassen?

Ja, wenn Sie vorhersehen können, dass Ihr Blutzuckerspiegel durch die körperliche Aktivität absinken wird, sollten Sie die Dosis vorher reduzieren. Wenn Sie wissen, dass sich die Aktivität nicht auf Ihren Blutzuckerspiegel auswirken wird, sollten Sie vorher eine Kleinigkeit essen. Messen Sie Ihren Blutzuckerspiegel vor, während und nach körperlicher Belastung, um festzustellen, ob Sie eine kohlenhydrathaltige Mahlzeit zu sich nehmen sollten, um ein Absinken des Blutzuckerspiegels zu vermeiden.

ESSEN, UM DEN BLUTZUCKERSPIEGEL VOR DER BELASTUNG EINZUSTELLEN

Wenn Sie Ihre Insulin- oder Medikamentendosis vor der Belastung nicht reduzieren wollen, können Sie anhand der folgenden Empfehlungen entscheiden, was Sie essen sollten. Die Angaben basieren auf Intensität und Dauer der Belastung und den Blutzuckerwerten in mg/dl vor der Aktivität.

ART UND DAUER DER BELASTUNG	**BLUTZUCKERWERT VOR DER BELASTUNG**	**WAS SIE 30 MINUTEN VOR DER BELASTUNG ESSEN SOLLTEN**
Leicht Z.B. 30 Minuten oder weniger spazieren gehen oder Rad fahren	weniger als 90	1 Scheibe Brot oder 1 Stück Obst
	alle Werte über 90	Keine Kohlenhydrate notwendig
Mäßig Z.B. 1 Stunde Golf spielen, zügig Gehen, Tanzen oder Schwimmen	weniger als 90	1 Scheibe Brot plus 1 Stück Obst .
	90–162	1 Scheibe Brot plus 1 Stück Obst .
	162–234	Keine Kohlenhydrate notwendig
	über 234	Keine Belastung, ehe Blutzucker gesunken ist
Intensiv 2 Stunden Fußball- oder Tennisspielen, über 1 Stunde angestrengt Rad fahren oder Schwimmen	weniger als 90	2 Scheiben Brot plus 1 Stück Obst
	90–162	1 Scheibe Brot plus 1 Stück Obst
	162–234	1 Scheibe Brot plus 1 Stück Obst
	über 234	Keine Belastung, ehe Blutzucker-spiegel gesunken ist

Körperliche Aktivität im Alltag

Ⓕ **Kann ich auch zu Hause körperlich aktiver werden?**

Ja, anstrengende Haus- oder Gartenarbeit und Treppensteigen halten Sie auf Trab und erhöhen die Herzfrequenz. Wenn Sie möchten, können Sie auch nach Fitness- oder Bewegungsvideos oder -DVDs trainieren.

Ⓕ **Soll ich mir Trainingsgeräte für zu Hause kaufen?**

Hochwertige Trainingsgeräte sind teuer und nehmen viel Platz weg. Überlegen Sie, ob Sie die Geräte langfristig nutzen werden, und entscheiden Sie dann, ob sich die Anschaffung lohnt.

Ⓕ **Welche Trainingsgeräte eignen sich?**

Bevor Sie sich für eines der zahlreichen Trainingsgeräte auf dem Markt entscheiden, sollten Sie die Geräte im Fitnessstudio ausprobieren, um festzustellen, an welchen Sie gerne trainieren. Beliebte Trainingsgeräte sind z.B. Ergometer, Laufband, Rudermaschine oder Stepper. Es gibt sie auch mit Sonderausstattung, wie z.B. mit verschiedenen Programmen oder eingebautem Herzfrequenzmesser.

Ⓕ **Mein Arbeitsalltag ist sehr hektisch. Wie kann ich trotzdem körperliche Betätigung einbauen?**

Versuchen Sie, im Arbeitsalltag Zeitfenster zu finden, in denen Sie 10–30 Minuten lang aktiv sein können. Laufen Sie zur Arbeit oder machen Sie in der Mittagspause einen Spaziergang. Wenn Sie viel am Schreibtisch sitzen, sollten Sie eine Möglichkeit finden, aktiver zu werden. Stehen Sie so oft wie möglich vom Schreibtisch auf und laufen Sie herum, fahren Sie nicht mit dem Aufzug, sondern nehmen Sie die Treppe.

F Stimmt es, dass ich mich sehr viel bewegen muss, bevor es mir nützt?

Es ist nicht nötig, bestimmte Zeiten für mehr Bewegung festzulegen. Auch in das Alltagsleben lässt sich mehr Bewegung integrieren: laufen Sie möglichst viel herum, gehen Sie zügig spazieren, nehmen Sie das Fahrrad anstelle des Autos, steigen Sie eine Station früher aus dem Bus aus und gehen Sie den Rest zu Fuß, vermeiden Sie es, lange zu sitzen. Empfohlen sind ungefähr 30 Minuten Bewegung mindestens fünfmal die Woche, doch auch mehr Bewegung im gewöhnlichen Alltag wird sich vorteilhaft auswirken.

F Ich bin jetzt im Alltag aktiver. Wie kann ich meine Fortschritte messen?

Der Erfolg macht sich dadurch bemerkbar, dass Sie abnehmen, dass Blutzuckerspiegel und Blutdruck sinken und dass Sie sich insgesamt fitter fühlen. Mithilfe eines Herzfrequenzmessgeräts können Sie diese Fortschritte messen. Dabei wird ein Band um die Brust getragen und die Werte werden an einer Uhr abgelesen. Mit einem Pedometer zählen Sie die Schritte, die Sie am Tag zurücklegen.

F Muss ich als Diabetiker auf bestimmte Sportarten verzichten?

Diabetes ist kein Grund, auf irgendeine Art von Bewegung zu verzichten. Sie sollten jedoch Ihre Fitness langsam steigern. Wenn Sie Muskeln aufbauen oder für eine Ausdauersportart trainieren wollen, sollten Sie ein Trainingsprogramm erstellen. Aus der Tabelle auf S. 94 können Sie ersehen, welche Aktivität welche Fitnessaspekte fördert.

F Ich hatte letztes Jahr einen Herzinfarkt. Soll ich Anstrengung vermeiden?

Körperliche Aktivität ist gerade bei Herzerkrankungen wichtig. Fragen Sie Ihren Arzt, bevor Sie mit einem Fitnessprogramm beginnen. Beginnen Sie langsam und steigern Sie die Belastung allmählich.

Anfangen und dabei bleiben

F Ich bewege mich schon so lange fast gar nicht. Womit fange ich an?

Waren Sie lange nicht aktiv, sollten Sie mit einer leichten Aktivität beginnen, wie spazieren gehen, schwimmen oder damit, sich im Haus mehr zu bewegen. Danach lässt sich das Training allmählich steigern – siehe S. 92–95. Wenn Sie insulinstimulierende Tabletten oder Insulin nehmen, sollten Sie Ihren Blutzuckerspiegel vor und nach der Aktivität messen, um festzustellen, wie sich die Bewegung auswirkt. Fällt der Blutzuckerspiegel unter 72 mg/dl, müssen Sie Maßnahmen gegen eine Unterzuckerung ergreifen (siehe S. 128).

F Wie stelle ich fest, wie fit (oder unfit) ich bin?

Wenn Sie beim Treppensteigen leicht außer Atem geraten oder Sie sich beim schnellen Gehen nicht unterhalten können, könnte Ihnen etwas mehr Bewegung gut tun. Sie sollten sich fünfmal die Woche etwa 30 Minuten lang so anstrengen, dass Sie ins Schwitzen geraten und tiefer atmen müssen.

F Wie kann ich mich vor der Aktivität aufwärmen, und wie sollte die Abkuhlphase aussehen?

Ist die gewählte Aktivität recht intensiv, sollten Sie sich vor Beginn aufwärmen, damit die Muskeln besser arbeiten und die Verletzungsgefahr sinkt. Dazu reicht es aus, die gewählte Aktivität die ersten zehn Minuten langsam auszuüben. Zum Abkühlen sollten Sie während der letzten 10 Minuten die Intensität der Bewegung verringern und die Arm-, Bein- und Rückenmuskeln dehnen, um Versteifungen und Verletzungen vorzubeugen.

F **Mein Arzt hat mir geraten, einen Trainingsplan aufzustellen. Wozu?**

Ein Bewegungsplan (siehe S. 96–97) kann Ihnen zeigen, welche Ziele Sie haben und wie Sie sie am besten erreichen. Langfristige Veränderungen Ihres Bewegungsverhaltens sind sinnvoll, deshalb sollten Sie sich von Anfang an einen Überblick darüber verschaffen.

F **Woher weiß ich, ob ich intensiv genug trainiere?**

Wenn Sie etwas außer Atem geraten, ist das ein Zeichen dafür, dass die Aktivität Wirkung zeigt. Können Sie während der Bewegung noch pausenlos sprechen, sollten Sie sich möglicherweise mehr anstrengen. Sind Sie permanent außer Atem, trainieren Sie wahrscheinlich zu viel und zu schnell. Trainieren Sie auf keinen Fall bis zur Schmerzgrenze, und beenden Sie Ihr Training sofort, wenn Sie Übelkeit, Schwindel oder Unwohlsein empfinden.

F **Ich habe oft keine Lust, mich zu bewegen, obwohl ich es sollte. Wie kann ich mich motivieren?**

Ein Bewegungsplan (siehe S. 96–97) kann eine große Motivationshilfe sein. Hängen Sie den Plan an einem Ort auf, wo Sie ihn gut sehen können. Notieren Sie alle Erfolge, wie Gewichtsabnahme, verbesserten Blutzuckerspiegel oder einfach nur gesteigertes Wohlbefinden. Belohnen Sie sich, wenn Sie ein Etappenziel erreicht haben. Wenn es für Sie motivierender ist, zusammen mit anderen aktiv zu sein, sollten Sie sich einer Gymnastik- oder Wandergruppe anschließen oder zusammen mit einem Freund oder Partner trainieren.

F **Früher bin ich viel geschwommen, aber dann wurde ich krank. Wie kann ich wieder anfangen?**

Es wird wahrscheinlich eine Weile dauern, bis Sie wieder die ursprüngliche Ausdauer haben. Stellen Sie einen neuen Bewegungsplan auf und überlegen Sie, welche Sportart sich nun für Sie eignet und wie intensiv Sie sich bewegen wollen. Auf diese Weise werden Sie sich bald wieder sportlich betätigen können.

So werden Sie aktiver

Jeder Mensch kann unabhängig von seiner Lebensweise aktiver werden. Das Ziel sollte sein, wenigstens fünfmal die Woche 30 Minuten lang körperlich aktiv zu sein. Es müssen nicht unbedingt 30 Minuten am Stück sein; Sie können auch dreimal 10 Minuten aktiv sein. Mithilfe eines Pedometers, der Ihre Schritte zählt, können Sie messen, wie aktiv Sie bereits im Alltag sind. Versuchen Sie, 10 000 Schritte am Tag zu gehen. Belohnen Sie sich ab und zu für Ihre Anstrengungen, damit Sie motiviert bleiben.

WIE FIT SIND SIE?

Bevor Sie mit einem Trainingsprogramm beginnen, sollten Sie herausfinden, wie fit Sie sind. Vielleicht werden Sie überrascht sein, wie aktiv Sie bereits sind, oder aber Sie stellen fest, dass Sie mehr tun möchten. Beantworten Sie die folgenden Fragen:

- Können Sie ohne Kurzatmigkeit oder Schweregefühl in den Beinen ein oder zwei Treppen steigen?
- Nehmen Sie eher die Treppe anstatt den Fahrstuhl oder die Rolltreppe?
- Können Sie sich bei leichter bis mäßiger Aktivität (z.B. im Gehen) unterhalten?
- Gehen Sie lieber 10 Minuten zu Fuß, als mit dem Auto zu fahren?
- Strengen Sie sich fünfmal die Woche etwa 30 Minuten lang so an, dass Sie ins Schwitzen geraten und tiefer einatmen müssen?

Wenn Sie auf eine dieser Fragen mit »Nein« geantwortet haben, könnte Ihnen ein bisschen mehr Bewegung im Alltag gut tun.

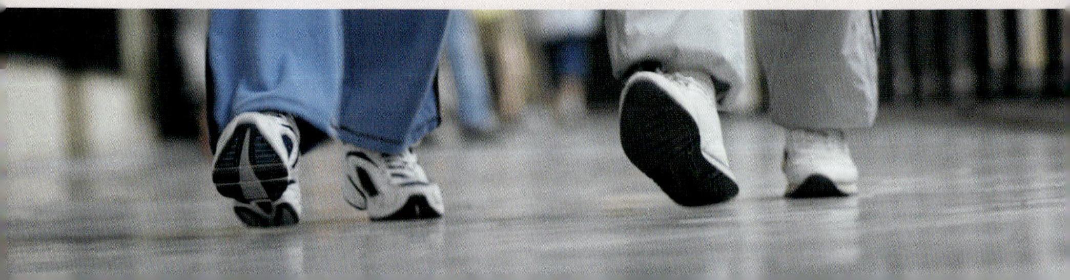

DIE FITNESS STEIGERN

Reden Sie mit Ihrem Arzt, bevor Sie mit einer neuen Aktivität beginnen. Wenn Sie lange Zeit keinen Sport mehr getrieben haben, sollten Sie langsam anfangen. Wenn Sie z.B. laufen wollen, sollten Sie anfangs mehr gehen und zwischendurch kurze Strecken joggen.

WENN SIE SEHR WENIG BEWEGUNG HABEN

Beginnen Sie mit einfachen, zusätzlichen Bewegungen. Wechseln Sie beispielsweise den Fernsehkanal am Gerät statt mit der Fernbedienung. Legen Sie das Telefon weiter weg, damit Sie aufstehen müssen, wenn es klingelt, oder laufen Sie einmal im Zimmer herum, bevor Sie sich hinsetzen. Sie können langsam die Häufigkeit dieser Aktivitäten steigern und sich Ziele setzen, wie z.B. nicht länger als eine Stunde lang zu sitzen.

WENN SIE MÄSSIG AKTIV SIND

Versuchen Sie, Ihre Aktivität langsam zu steigern, indem Sie z.B. das Laufen, Radfahren, Schwimmen oder die Gartenarbeit um 5 bis 10 Minuten verlängern. Sie können auch die Intensität Ihrer Sportart steigern. Setzen Sie sich ein langfristiges Ziel, z.B. eine Achtkilometerwanderung oder besuchen Sie einen Aerobic-Kurs.

WENN SIE REGELMÄSSIG SPORT TREIBEN

Die Aktivität sollte abwechslungsreich sein oder gemeinsam mit anderen unternommen werden. Sie können sie mit einer Belohnung verbinden: Gehen Sie nach einer Radtour aus oder nehmen Sie nach dem Fitnessstudio ein heißes Bad.

KALORIENVERBRAUCH VON ALLTAGSAKTIVITÄTEN

Aktivität	Kalorienverbrauch in 30 Minuten
Treppen steigen	330
Beete umgraben	240
Rasenmähen	140
Hausputz	120
Einkaufen	120
Unkraut jäten	105
Bügeln	60

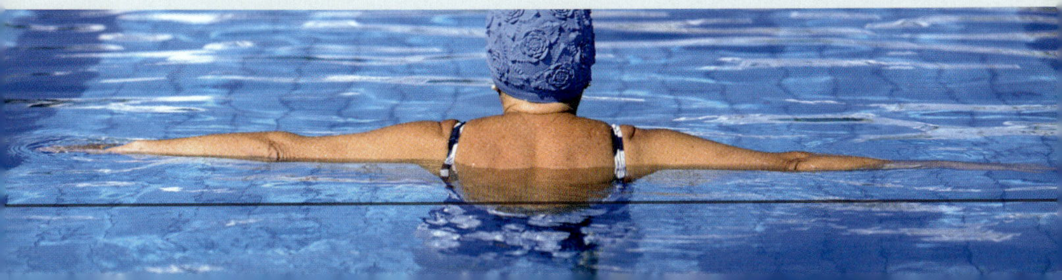

Eine Bewegungsart wählen

F Welche Bewegungsart eignet sich am besten, um Gewicht zu verlieren?

Ausdauersportarten eignen sich am besten, um Kalorien zu verbrennen und abzunehmen. Dazu gehören alle Arten von Bewegung, die die Herzfrequenz steigern und den Atem beschleunigen. Gehen, Gartenarbeit, Putzen und Treppensteigen oder Ausdauersportarten wie Tanzen, Schwimmen, Radfahren und Aerobic gehören dazu. Je ausdauernder und intensiver die Bewegung, desto mehr Kalorien werden Sie verbrennen.

F Beim Treppensteigen gerate ich leicht außer Atem. Wie kann ich meine Ausdauer verbessern?

Sie sollten Ihr Bewegungspensum langsam steigern, um ausdauernder zu werden. Gehen Sie 10 Minuten spazieren, arbeiten Sie etwas länger im Garten oder erledigen Sie mehr Hausarbeit. All dies wird Ihre Ausdauer verbessern. Mit der Zeit werden Sie feststellen, dass Sie immer länger gehen können und bei geringfügigen Anstrengungen nicht so schnell außer Atem geraten. Halten Sie Ihre Fortschritte schriftlich fest, um motiviert zu bleiben.

F Welche Aktivitäten eignen sich zum Stressabbau?

Fast jede Bewegungsart eignet sich zum Abbau von Stress, denn durch die Bewegung werden Endorphine und Serotonin freigesetzt, die als Botenstoffe im Gehirn für bessere Laune und mehr Wohlbefinden sorgen. Probieren Sie zur Stressbewältigung auch sanfte oder meditative Aktivitäten wie Yoga, Tai-Chi oder Schwimmen.

F Welche Sportarten kann ich zusammen mit meinen Partner ausüben?

Überlegen Sie sich eine Sportart, die Ihnen beiden zusagt. Sie können gemeinsam spazieren gehen, Rad fahren oder wandern, in der Halle oder auf dem Platz Badminton oder Tennis spielen, oder Sie nehmen gemeinsam Tanzstunden.

F Ich bewege mich gerne in der Gruppe, möchte aber keinen Aerobic-Kurs belegen. – Was kann ich tun?

Es gibt auch andere Gruppensportarten, wie z.B. Wandern, Golf, Boules, Stretching oder Yoga. Vielleicht möchten Sie es ja auch mit Aqua-Aerobic versuchen; diese Fitnesssportart ist wesentlich sanfter und schonender als konventionelles Aerobic.

F Ich leide an Bluthochdruck. Muss ich bestimmte Aktivitäten meiden?

Bei Bluthochdruck ist körperliche Betätigung besonders wichtig. Anstrengende und sehr intensive Sportarten wie Gewichtheben oder Squash sollten Sie jedoch meiden. Bei starkem Übergewicht, Herz- oder Atemproblemen, bei sehr hohem Blutdruck oder wenn Sie schon lange nicht mehr aktiv waren, sollten Sie sicherheitshalber vorher mit Ihrem Arzt sprechen. Bei hohem Blutdruck helfen oft Entspannungsübungen.

F Wie finde ich eine Bewegungsart, die mir Spaß macht?

Bevor Sie einen Bewegungsplan erstellen (siehe S. 96–97), sollten Sie darüber nachdenken, an welchen Aktivitäten Sie früher Freude hatten. Wollen Sie durch die Bewegung mehr Zeit für sich selbst haben, oder möchten Sie gerne andere Menschen treffen? Bewegen Sie sich lieber draußen oder drinnen? Sind Sie lieber zu Hause oder gehen Sie gerne aus? Mögen Sie Wettkämpfe, entweder eins gegen eins oder im Team? Die Antworten auf diese Fragen geben Ihnen Anhaltspunkte für die Wahl der Sportart, die sich für Sie eignet.

(F) Worauf muss ich beim Sport achten?

Trinken Sie viel Wasser, um nicht zu dehydrieren. Überprüfen Sie, welchen Einfluss die Bewegung auf Ihren Blutzucker hat, indem Sie den Blutzuckerspiegel häufig messen und ggf. Maßnahmen gegen eine Unterzuckerung ergreifen. So stellen Sie sicher, dass Ihr Blutzucker gut eingestellt ist. Ihr Arzt kann Ihnen sagen, welches Bewegungsprogramm für Sie passend ist.

SPORTARTEN UND IHR EINFLUSS AUF DIE FITNESS

Mit der Auswahl einer Aktivität entscheiden Sie, welche Aspekte Ihrer Fitness Sie verbessern: Gewichtsabnahme, Ausdauer, Beweglichkeit oder Kraft. In der Tabelle sehen Sie, welche Aktivitäten welche Aspekte fördern. Ein Punkt bedeutet einen geringen, vier Punkte bedeuten einen starken Trainingseffekt.

AKTIVITÄT	KCAL PRO 30 MIN.	AUSDAUER	BEWEGLICHKEIT	KRAFT
Aerobic	215	■■■■	■■■	■■
Rad fahren (schnell)	280	■■■■	■■■	■■■
Golf	195	■	■■	■■
Wandern	200	■■■	■	■■
Joggen	245	■■■■	■■	■■
Schwimmen (schnell)	300	■■■■	■■■■	■■■■
Tennis	210	■■	■■■	■■■
schnelles Gehen	180	■■■■	■■■	■■
Aqua-Aerobic	140	■	■■■■	■
Yoga	135	■	■■■■	■

F Mein Arzt hat mir geraten, ich solle beim Wandern auf meine Füße achten. Warum?

Lange Wanderungen können zu Fußverletzungen führen. Ein Stein im Schuh oder scheuernde Schuhe und Stiefel können zu kleinen Verletzungen, Blasen oder Entzündungen führen. Wenn die Durchblutung im Fuß gestört ist oder die Nerven geschädigt sind, werden Sie diese Verletzungen vielleicht nicht bemerken, und sie können sich verschlimmern. Eine kleine Fußverletzung kann so rasch zum Geschwür werden. Sowohl Socken als auch Wanderschuhe oder -stiefel sollten immer wie angegossen passen und nicht scheuern.

F Sollte ich auf wandern oder joggen verzichten, wenn ich Blasen an den Füßen habe?

Ja. Sie sollten warten, bis die Blasen völlig abgeheilt sind, damit sie durch zusätzlichen Druck und Scheuern nicht schlimmer werden oder sich gar entzünden. Auf S. 135–137 finden Sie weitere Hinweise zur Pflege Ihrer Füße.

F Mein 16-jähriger Sohn leidet an Diabetes Typ 2 und bewegt sich kaum. Welche Aktivitäten eignen sich für ihn?

Wenn Ihr Sohn übergewichtig ist, möchte er wahrscheinlich nicht so gern in der Gruppe Sport treiben. In diesem Fall eignen sich andere Aktivitäten besser für ihn. Wenn er häufig kurze Strecken mit dem Auto oder dem öffentlichen Nahverkehr zurücklegt, sollte er stattdessen laufen oder mit dem Rad fahren. Lassen Sie ihn bei der Hausarbeit mithelfen, das Auto waschen oder den Rasen mähen und versprechen Sie ihm als zusätzlichen Anreiz eine kleine Belohnung. Sie können auch ein gutes Beispiel geben und selbst, oder als Familie, aktiver werden. Machen Sie einen Ausflug oder gehen Sie spazieren. Wenn Ihr Sohn dadurch fitter wird und abnimmt, wird er möglicherweise sicherer werden und einer Aktivität nachgehen wollen, die ihn interessiert – wie z.B. Skateboard fahren, im Fitnessstudio trainieren oder Fußball spielen.

Ihr Bewegungsplan

Möglicherweise haben Sie ehrgeizige Pläne, was mehr Bewegung angeht, doch wenn sich die Aktivität nicht gut in Ihren Lebensstil integrieren lässt oder Ihnen keinen Spaß macht, wird es schwer sein, langfristig motiviert zu bleiben. Sehen Sie sich die unten aufgeführten Punkte genau an und erstellen Sie dann einen Bewegungsplan, der Ihren Bedürfnissen entspricht und zu Ihrem Lebensstil passt.

EINEN BEWEGUNGSPLAN ERSTELLEN

① WELCHE ZIELE HABEN SIE?

Machen Sie sich klar, was Sie erreichen möchten. Möchten Sie sich entspannen, sich besser fühlen, abnehmen oder Ihren Blutdruck und die Cholesterinwerte senken? Die Antworten zeigen Ihnen, welche Aktivität zu Ihnen passt.

② WELCHE AKTIVITÄT?

Wählen Sie eine Aktivität, die Ihnen gefällt und die Sie ausüben können. Auf der rechten Seite finden Sie Anhaltspunkte dafür, welche Aktivität Ihnen gefallen könnte. Sie sollten jedoch langsam und schrittweise beginnen.

③ WANN IST DIE BESTE ZEIT?

Überlegen Sie, wie viel Zeit Ihnen zur Verfügung steht. Können Sie die Aktivität in den Alltag integrieren oder müssen Sie zusätzlich Zeit dafür einplanen? Wenn Ihr Lebensrhythmus sehr unregelmäßig ist, sollten Sie sich diese Frage jede Woche neu stellen.

④ WAS KÖNNTE DAZWISCHEN KOMMEN?

Schaffen Sie sich Zeitfenster neben Ihren übrigen Verpflichtungen und überlegen Sie, wie Sie mögliche Ablenkungen umgehen können.

⑤ SCHREIBEN SIE EINEN PLAN

Ein schriftlicher Plan erinnert Sie an Ihre Ziele und hilft Ihnen, Ihre Erfolge festzuhalten. Rechts finden Sie ein Beispiel für einen wöchentlichen Bewegungsplan.

⑥ BEWERTEN SIE IHREN PLAN

Am Ende jeder Woche sollten Sie bewerten, wie erfolgreich Sie waren. Wenn Sie z.B. bereits alle Ziele erreicht haben, möchten Sie in der nächsten Woche vielleicht noch mehr erreichen und sollten den Plan dementsprechend ändern. Ist Ihnen zu vieles dazwischen gekommen, sollten Sie Ihren Plan realistischer gestalten, z.B. durch kleinere Ziele.

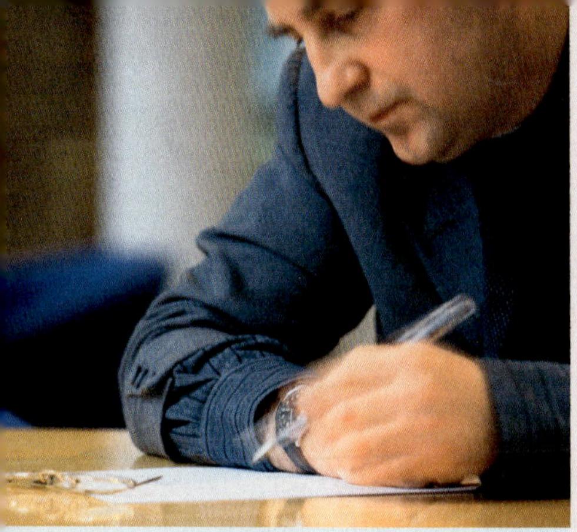

WÄHLEN SIE IHRE AKTIVITÄT

Folgende Hinweise sollen Ihnen die Wahl der Aktivität erleichtern.

- Jogging, Rad fahren, Wandern und der Besuch eines Fitnessstudios eignen sich zum Abnehmen und zur Senkung von Blutdruck und Blutfettwerten.
- Sanftes Stretching, Tai-Chi und Schwimmen dienen der Entspannung.
- Yoga und Pilates verbessern Muskelkraft und Haltung.
- Durch Treppen steigen, Rad fahren und kurze Spaziergänge können Sie Bewegung in Ihren Alltag einbauen.
- Ein Ergometer oder ein Trainingsvideo für zu Hause eignen sich, wenn Sie gerne alleine aktiv sind.
- Wandern, Golf und Tennis sind Sportarten, die Kontakte zu anderen Menschen fördern.

BEISPIELPLAN

MONTAG

10-minütiger Spaziergang mit meiner Frau direkt nach dem Frühstück
10-minütiger Spaziergang am Abend, um einen Freund zu besuchen

DIENSTAG

20 Minuten Unkraut jäten im Garten

MITTWOCH

15 Minuten auf dem Ergometer nach der Arbeit

DONNERSTAG

Langer Arbeitstag – keine Zeit für Aktivität

FREITAG

zu Fuß Einkaufen gehen – 15 Minuten pro Strecke

SAMSTAG

Nachmittags Hecke schneiden

SONNTAG

Küchenboden wischen, Tennis spielen mit meiner Frau

Kurzfristige Ziele (für die nächsten drei Wochen): Montag- und Donnerstagabend 30 Minuten am Stück schwimmen. Dienstags und freitags zu Fuß einkaufen gehen, statt mit dem Auto zu fahren.

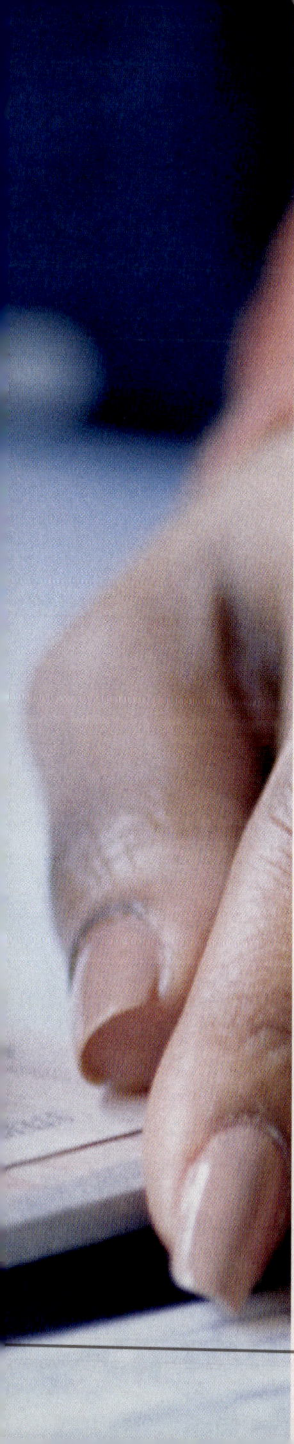

Den Blutzucker überwachen

Als Diabetiker müssen Sie täglich den Glukosegehalt Ihres Blutes bestimmen. Die Werte geben Auskunft über die Einstellung des Blutzuckers, damit Sie Ihre Behandlung oder Ihre Lebensweise gegebenenfalls anpassen können. Auch erhöhte Blutdruck- und Blutfettwerte müssen regelmäßig kontrolliert werden.

Blutzuckerwerte verstehen

F **Warum muss ich meinen Blutzuckerspiegel überwachen?**

Die einzige Möglichkeit herauszufinden, ob sich der Blutzuckerspiegel im empfohlenen Bereich bewegt, besteht darin, den Blutzuckergehalt mittels einer Blutprobe zu messen. Regelmäßige Messungen geben Auskunft darüber, wie sich Ihre Ernährung, Art und Dauer der Bewegung, und der Einfluss von Stress und Krankheit auf Ihren Blutzuckerspiegel auswirken. Ist der Blutzuckerspiegel regelmäßig zu hoch, kann es zu diabetischen Spätfolgen kommen.

F **Wie hoch sollte der Blutzuckerspiegel sein?**

Der Blutzucker wird in Milligramm pro Deziliter gemessen. Empfohlen sind Werte zwischen 72 und 126 mg/dl. Selbst bei guter Einstellung des Blutzuckers werden Ihre Werte manchmal ober- oder unterhalb dieses Bereichs liegen. Wichtig ist, dass sich die Werte so oft wie möglich in diesem empfohlenen Bereich bewegen.

F **Warum kann ich nicht an den Symptomen erkennen, ob mein Blutzuckerspiegel zu hoch oder zu niedrig ist?**

Bei nur leicht erhöhtem Blutzucker (zwischen 126 und 180 mg/dl) werden Sie keine Symptome feststellen; der Körper produziert erst mehr Urin, wenn Ihr Blutzuckerspiegel darüber liegt. Sind die Werte regelmäßig zu hoch, stellen sich Symptome häufig erst dann ein, wenn der Blutzuckerspiegel über 270 mg/dl beträgt. Bei niedrigem Blutzuckerspiegel kann es gefährlich sein, zu warten, bis sich Symptome einstellen, da Sie dann vielleicht schon zu verwirrt sind, um die nötigen Maßnahmen zu ergreifen.

F Was soll ich tun, wenn meine Blutzuckerwerte regelmäßig zu hoch sind?

Die Werte sind möglicherweise zu hoch, weil Sie zugenommen haben, mehr essen oder sich weniger als üblich bewegen. Liegt es an einem dieser Faktoren, können Sie selbst etwas dagegen unternehmen. Sind die Blutzuckerwerte jedoch ohne erkennbaren Grund länger als ein bis zwei Wochen erhöht, kann eine Anpassung der Medikamente erforderlich sein. Ihr Arzt wird Ihnen sagen, welche Änderungen notwendig sind.

F Ich habe oft Werte unter 72 mg/dl, aber es geht mir dabei gut. Bin ich unterzuckert oder nicht?

Ja, jeder Wert unter 72 mg/dl bedeutet eine Unterzuckerung, auch wenn die Symptome nicht gleich einsetzen. Wenn Sie schon lange an Diabetes leiden und oft unterzuckert sind, sendet der Körper keine Warnsignale mehr aus. Versuchen Sie, Ihren Blutzucker stets über 72 mg/dl zu halten und essen Sie Traubenzucker, sobald der Wert darunter fällt, damit das Frühwarnsystem Ihres Körpers wieder funktioniert.

F Ich nehme Insulin. Manchmal bin ich unterzuckert und wenig später ist der Wert sehr hoch. Woran liegt das?

Bei einem Blutzuckerspiegel unter 72 mg/dl setzt der Körper vermehrt Glukose frei, um Ihren Zustand zu bessern. Dies führt jedoch dazu, dass die Werte einige Stunden später erhöht sind. Versuchen Sie, eine Unterzuckerung zu vermeiden, indem Sie die Insulindosis reduzieren oder andere Anpassungen vornehmen, und es wird nicht mehr zu erhöhten Messwerten kommen.

F Mein Onkel ist Diabetiker und misst den Glukosespiegel im Urin. Warum soll ich Blutuntersuchungen durchführen?

Früher waren Urintests die Standardmethode zur Überwachung von Diabetes, aber sie sind nicht exakt, weil ein positives Testergebnis erst ab einem Wert von 180 mg/dl vorliegt. Bluttests sind zeitgemäßer und genauer. Ihr Onkel sollte seinen Arzt fragen, ob sich für ihn Bluttests nicht besser eignen.

Ⓕ Wie oft sollte ich meinen Blutzuckerspiegel messen?

Das hängt davon ab, welche Informationen Sie benötigen. Wenn Sie z.B. krank sind oder Ihre Medikamente verändert wurden, sollten Sie Ihren Blutzuckerspiegel vier- bis siebenmal am Tag messen. An Tagen, an denen Ihr Blutzuckerspiegel relativ stabil ist, werden wahrscheinlich wesentlich weniger oder gar keine Messungen erforderlich sein. Besprechen Sie mit Ihrem Arzt, wie häufig Sie messen sollten. Die Messungen geben Aufschluss darüber, welche Maßnahmen Sie ergreifen müssen, damit Ihr Blutzuckerspiegel im empfohlenen Bereich liegt.

EINFLÜSSE AUF DEN BLUTZUCKERSPIEGEL

Es ist außerordentlich hilfreich zu wissen, wie bestimmte Faktoren sich auf den Blutzuckerspiegel auswirken, damit Sie zu starke Schwankungen vermeiden können.

FAKTOR	WIRKUNG
Kohlenhydrathaltige Nahrungsmittel	Lassen den Blutzucker steigen. Wie schnell und wie stark, hängt von Art und Menge ab.
Körperliche Aktivität	Senkt den Blutzuckerspiegel, da das Insulin besser wirkt und mehr Energie verbraucht wird.
Insulininjektionen	Senken den Blutzuckerspiegel. Wie schnell und wie lange, hängt vom Insulin ab.
Orale Antidiabetika	Senken den Blutzuckerspiegel.
Stress	Kann den Blutzuckerspiegel steigen lassen, manchmal auch senken.
Krankheit	Lässt den Blutzuckerspiegel steigen.

F Zu welchen Tageszeiten sollte ich meinen Blutzuckerspiegel messen?

Eine Messung vor jeder Mahlzeit sagt aus, wie hoch Ihr Blutzuckerspiegel ohne den Einfluss der Nahrung ist. Eine Messung zwei Stunden nach jeder Mahlzeit zeigt, wie gut der Körper die Glukose aus der Nahrung verwertet. Eine Messung vor dem Zu-Bett-Gehen gibt Aufschluss darüber, ob Maßnahmen erforderlich sind, um den Blutzuckerspiegel auch während der Nacht stabil zu halten. Diese Messungen lassen erkennen, welche Blutzuckerwerte zu verschiedenen Tageszeiten auftreten und wie der Blutzuckerspiegel auf Nahrung und Medikamente reagiert. Wenn Sie zudem herausfinden wollen, wie sich z.B. körperliche Aktivität auf Ihren Blutzuckerspiegel auswirkt, sollten Sie vor und nach dem Training messen.

F In welchen Situationen sind Messungen besonders wichtig?

Wenn Sie Insulin injizieren oder insulinstimulierende Tabletten nehmen und Symptome einer Unterzuckerung feststellen, hilft die Messung, schnell Gegenmaßnahmen zu ergreifen. Messen Sie Ihren Blutzuckerspiegel vor Autofahrten, um einer Unterzuckerung während der Fahrt vorzubeugen. Bei Krankheit sind Messungen ebenfalls sehr wichtig.

F Wann muss ich meinen Blutzuckerspiegel häufiger als üblich kontrollieren?

Häufigere Messungen sind erforderlich, wenn Ihre Diabetesbehandlung umgestellt wird oder sich Spätfolgen, wie z.B. Nieren- oder Augenprobleme, eingestellt haben. Auch in anderen Situationen müssen Sie Ihren Blutzuckerspiegel häufiger messen, z.B. bei Krankheit, Alkoholkonsum oder beim Aufenthalt in heißen Klimazonen. Ändert sich Ihr Gewicht oder Ihr Essverhalten, sind Sie mehr oder weniger körperlich aktiv, sollten Sie häufiger messen, um sicherzugehen, dass Ihr Blutzuckerspiegel im empfohlenen Bereich liegt.

Die richtige Ausstattung

Spezielle Messgeräte ermöglichen es Ihnen, den Blutzuckerspiegel zu bestimmen, egal wo Sie sind. Meistens wird zunächst ein Teststreifen in ein Blutzuckermessgerät gesteckt. Dann wird mittels einer Stechhilfe eine Blutprobe entnommen, auf den Streifen aufgetragen und das Ergebnis abgelesen. Lassen Sie sich von Ihrem Arzt vor dem Kauf eines Messgeräts beraten. Sie können auch Bücher, das Internet oder den Deutschen Diabetiker Bund (siehe S. 200) zu Rate ziehen. Teststreifen erhalten Sie auf Rezept, Messgeräte und Stechhilfen können Sie in der Apotheke kaufen.

BLUTZUCKERMESSGERÄTE

Batteriebetriebene Blutzuckermessgeräte analysieren den Glukosegehalt in der Blutprobe auf dem Teststreifen und zeigen das Ergebnis auf einem kleinen Monitor an. Bei den meisten Geräten steckt man ein Ende des Teststreifens in das Gerät und trägt dann die Blutprobe auf das andere Ende auf. Zur Analyse des Resultats gibt es zwei verschiedene Methoden, die jedoch beide äußerst genau sind und einen Messbereich von 12–600 mg/dl haben. Einige Messgeräte verfügen über zusätzliche Ausstattungen, z.B. eine eigene Stechhilfe.

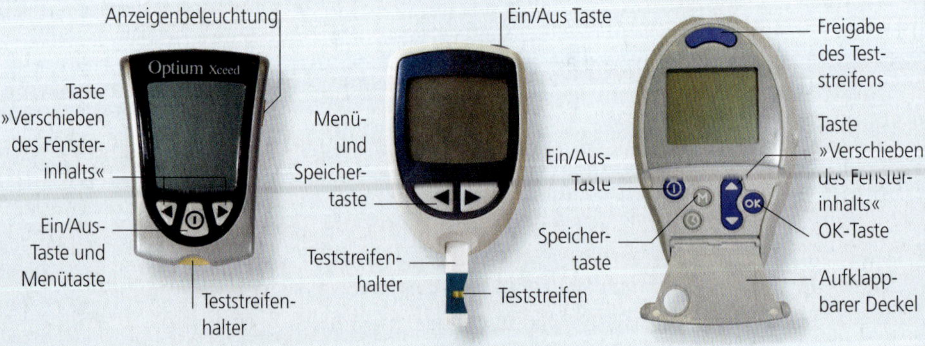

AUSWAHL HANDELSÜBLICHER BLUTZUCKERMESSGERÄTE

STECHHILFEN UND TESTSTREIFEN

Die meisten Stechhilfen bestehen aus einem Röhrchen, in das Sie eine Nadel, auch Lanzette genannt, einsetzen. Mit einem Regler können Sie einstellen, wie tief die Nadel in die Haut eindringen soll. Die Stechhilfen dienen dazu, die Haut anzuritzen. Die Lanzetten sollten jeweils nur einmal benutzt werden, um Infektionen und die Verwendung stumpfer Nadeln zu vermeiden. Vergewissern Sie sich vor Gebrauch der Teststreifen, dass das Haltbarkeitsdatum nicht überschritten ist.

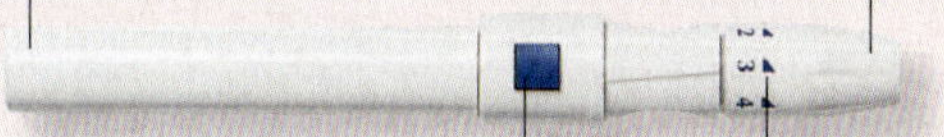

DIE AUSWAHL DES PASSENDEN MESSGERÄTS
Die folgenden Anhaltspunkte helfen Ihnen bei der Wahl eines Messgeräts.

Größe Manche Messgeräte sind sehr klein und kompakt. Wenn Ihre Fingerfertigkeit beeinträchtigt ist, eignet sich ein größeres Messgerät besser.

Ergebnisanzeige Messgeräte mit großen Anzeigen sind bei eingeschränkter Sehkraft leichter abzulesen. Manche Geräte zeigen nur das Ergebnis, andere auch Datum und Uhrzeit der Messung an.

Durchschnittswerte Viele Messgeräte zeigen Ihnen den Durchschnittswert der letzten 7, 14 oder 28 Tage an.

Datenübertragung Von manchen Messgeräten kann man die Daten zur Analyse auf den Computer herunterladen.

Größe der Blutprobe Die benötigte Blutmenge liegt bei 0,3 bis 10 Mikroliter.

Speicher Die Speicherkapazität der verschiedenen Geräte ist sehr unterschiedlich. Manche Geräte speichern nur 10 Ergebnisse, andere bis zu 450. Ein großer Speicher ist sinnvoll, wenn Sie sich Ihre Ergebnisse nicht immer notieren können.

Wartezeit Nach Auftragen der Blutprobe auf den Teststreifen dauert es etwa 5–45 Sekunden, bis das Gerät ein Ergebnis anzeigt.

Stelle der Blutprobenentnahme Alle Messgeräte können Blut aus den Fingern analysieren, manche auch Blut aus dem Unterarm, Daumenballen oder Bauch.

Zusätzliche Funktionen Einige Messgeräte sind mit zusätzlichen Funktionen, beispielsweise einer Stechhilfe, kombiniert.

So messen Sie Ihren Blutzucker

F Funktionieren alle Blutzuckermessgeräte gleich?

Nein. Die Art und Weise der Blutzuckermessung ist abhängig von der Art des Messgeräts. Die meisten Messgeräte müssen zuerst auf den Einsatz vorbereitet werden (siehe rechts). Danach legen Sie einen Teststreifen ein, entnehmen eine Blutprobe, tragen sie auf das Testfeld auf und warten auf das Ergebnis. Beachten Sie jedoch die Gebrauchsanweisung des Geräts.

F Wie kann ich sicherstellen, dass das Ergebnis so korrekt wie möglich ist?

Als Erstes sollten Sie die Gebrauchsanweisung des Blutzuckermessgeräts aufmerksam durchlesen und befolgen. Darüber hinaus helfen folgende Hinweise: Waschen und trocknen Sie die Stelle, an der das Blut entnommen werden soll; kalibrieren Sie das Messgerät jedes Mal, bevor Sie eine neue Packung Teststreifen anbrechen; verwenden Sie jedes Mal einen neuen Teststreifen; tragen Sie nicht zweimal hintereinander Blut auf den Teststreifen auf, wenn das Gerät dafür nicht ausgelegt ist.

F Warum schaltet mein Blutzuckermessgerät ab, ehe ich den Test durchgeführt habe?

Wenn Sie den Teststreifen in das Messgerät eingeführt haben und dann zu lange damit warten, bis Sie die Blutprobe auftragen, schaltet sich das Gerät ab, um Energie zu sparen. In diesem Fall müssen Sie den Teststreifen entfernen und nochmals einlegen. Sobald Sie den Blutstropfen auf den Teststreifen aufgetragen haben und sich der Streifen im Messgerät befindet, übernimmt die im Messgerät eingebaute Uhr.

EIN MESSGERÄT AUF DEN EINSATZ VORBEREITEN

Da sich Teststreifen von Packung zu Packung durch unterschiedliche Mengen an Chemikalien unterscheiden, müssen Sie das Messgerät jedes Mal kalibrieren, wenn Sie eine neue Packung Teststreifen anbrechen, denn nur so erhalten Sie korrekte Ergebnisse. Einmal im Monat sollten Sie außerdem mit einer Probelösung, die eine bestimmte Konzentration an Glukose enthält, überprüfen, ob das Gerät den Blutzucker korrekt misst.

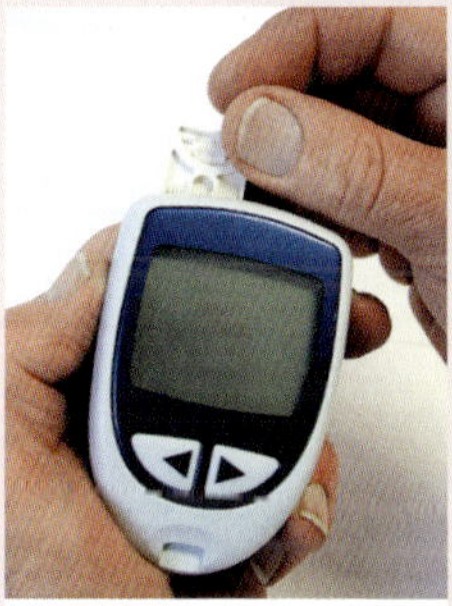

① Hat Ihr Messgerät eine Codekarte, die den Teststreifen beiliegt, stecken Sie sie in den vorgesehenen Schlitz ein. Hat das Gerät einen Codestreifen, führen Sie diesen ins Gerät ein und nehmen ihn nach der Registrierung wieder heraus. Verfügt Ihr Gerät über eine Codierungstaste, führen Sie den Streifen ein und drücken Sie die Taste, bis der angezeigte Code mit dem auf der neuen Packung übereinstimmt.

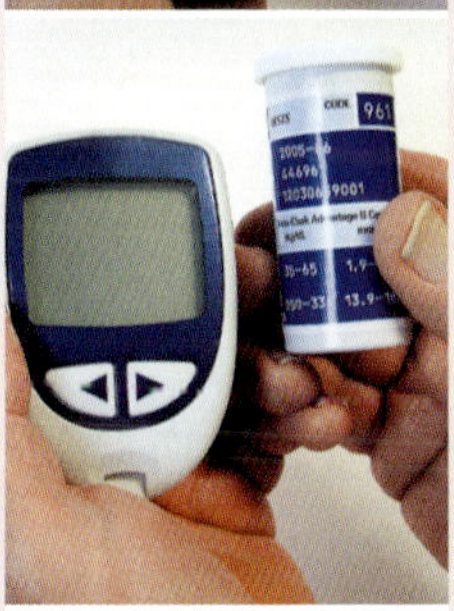

② Führen Sie nun einen Teststreifen ein und vergleichen Sie die Codenummer auf dem Display mit der Nummer auf der Teststreifenverpackung. Beide Nummern müssen identisch sein. Wenn sie es nicht sind, muss das Kodierungsverfahren wiederholt werden, bis die korrekte Codenummer angezeigt wird.

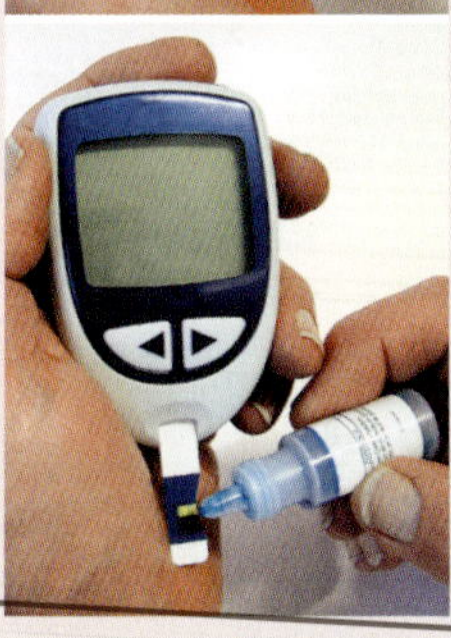

③ Um eine Messung mit der Probelösung durchzuführen, tragen Sie die Lösung wie eine Blutprobe auf den Teststreifen auf und vergleichen Sie das Ergebnis mit dem auf der Verpackung der Teststreifen oder der Kontrolllösung angegebenen Bereich. Funktioniert Ihr Messgerät einwandfrei, sollte das Ergebnis im dort angegebenen Bereich liegen.

SO ENTNEHMEN SIE EINE BLUTPROBE

Bei Diabetikern gehört die Messung des Blutzuckers zum Alltag. Obwohl die Blutentnahme meist aus dem Finger entnommen wird, kann auch Blut aus dem Unterarm, dem Daumenballen oder der Bauchfalte analysiert werden – vorausgesetzt, das Messgerät ist dafür ausgelegt. Führen Sie die folgenden Schritte durch, um bei der Blutzuckermessung genaue Ergebnisse zu erzielen.

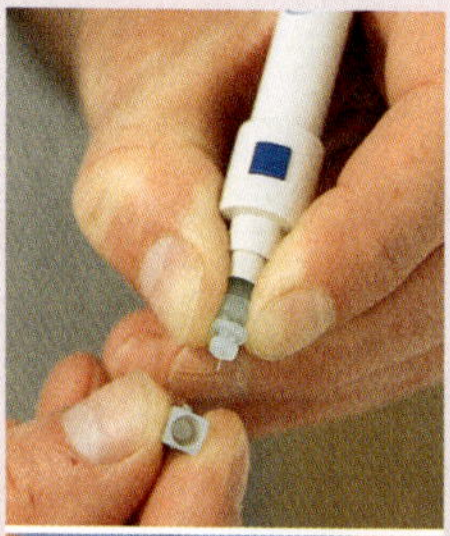

① Waschen Sie sich die Hände und reiben Sie sie, um die Durchblutung anzuregen. Legen Sie eine neue Stechhilfe ein und entfernen Sie die Schutzhülle. Schrauben Sie die Kappe wieder auf und stellen Sie den Regler auf die gewünschte Einstichtiefe ein. Schalten Sie das Messgerät ein, oder führen Sie einen Teststreifen ein, um es einzuschalten.

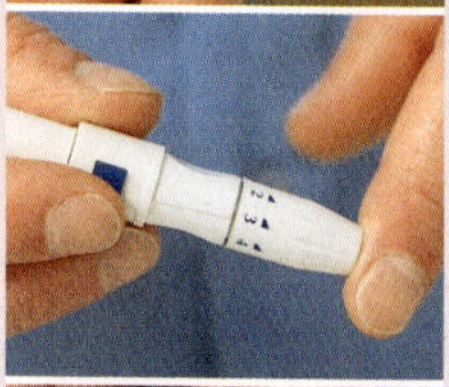

② Stechhilfe gegen die seitliche Fingerkuppe pressen. Auslösetaste an der Seite oder dem Ende der Stechhilfe drücken, damit die Lanzette nach vorne schnellt. Stechhilfe vom Finger nehmen und warten, bis Blut austritt.

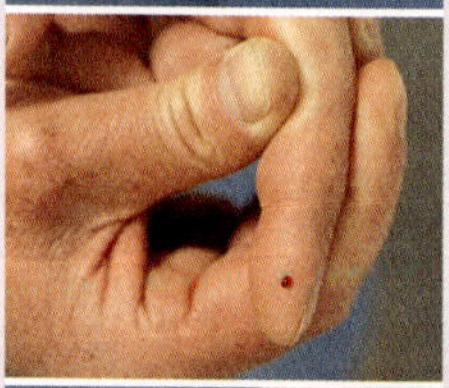

③ Tritt kein Blut aus, das untere Fingerglied etwas drücken, um den Blutfluss anzuregen. Reicht das Blut immer noch nicht, einen anderen Finger und einen frischen Teststreifen nehmen. Eventuell eine größere Einstichtiefe einstellen.

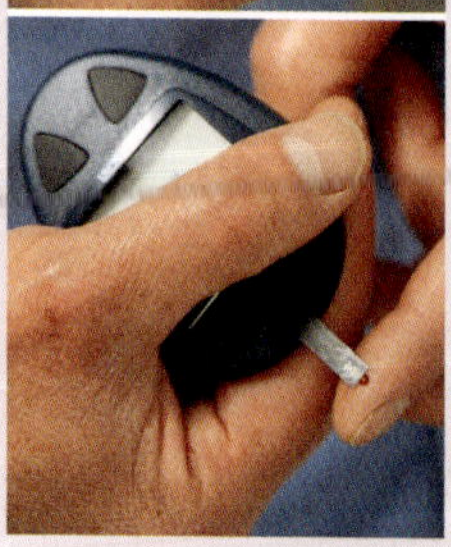

④ Wenn Sie genug Blut erhalten haben, tragen Sie es auf das Feld am Ende des Teststreifens auf. Je nach Art des Teststreifens dauert es 5–45 Sekunden, bis das Ergebnis angezeigt wird. Entsorgen Sie die Lanzette in einem durchstichsicheren Behälter.

F Gibt es ein Gerät zur permanenten Messung des Blutzuckerspiegels?

Für Dauermessungen stehen derzeit zwei Geräte zur Verfügung: Eines ähnelt einer Armbanduhr und wird um das Handgelenk getragen. Ein anderes Gerät ist mit einer Nadel im Bauch verbunden. Beide Geräte werden nur selten eingesetzt, da sie teurer als die üblichen Blutzuckermessgeräte und technisch noch nicht ausgereift sind. Wenn Sie diese Geräte verwenden, müssen Sie weiterhin einige herkömmliche Messungen durchführen, um das Gerät zu kalibrieren. Für den Betrieb des Geräts muss laufend Zubehör gekauft werden.

F Warum muss ich meine Ergebnisse in einem Diabetes-Tagebuch notieren?

Sie sollten die Ergebnisse Ihrer Blutzuckermessungen schriftlich festhalten, um Schwankungen im Tages- oder Wochenverlauf zu erkennen. Stellen Sie fest, dass die Werte zu bestimmten Zeiten zu hoch oder zu niedrig sind, können Sie Maßnahmen ergreifen, um den Blutzuckerspiegel wieder in den empfohlenen Bereich zu bringen.

F Welche Informationen sollte ich in meinem Diabetes-Tagebuch festhalten?

Im Diabetes-Tagebuch können Sie die Ergebnisse von sieben oder mehr Blutzuckermessungen pro Tag mit Datum und Zeitpunkt der Messung eintragen. Sie können auch die Art und Dosis Ihrer Medikamente notieren sowie andere relevante Daten, z.B. was Sie gerade getan haben, als Sie die Anzeichen einer Über- oder Unterzuckerung bemerkten, oder was Sie gegen schwankende Messwerte unternehmen.

F Kann ich ein elektronisches Tagebuch führen?

Ja. Von manchen Blutzuckermessgeräten kann man die Daten zur Analyse auf den Computer herunterladen. Damit lassen sich die Ergebnisse als Kurve oder Tabelle darstellen und Sie können die Messwerte bestimmter Tageszeiten oder die Durchschnittswerte, z.B. der letzten sieben Tage, ablesen.

Das bedeuten Ihre Messwerte

F Was soll ich tun, wenn meine Werte regelmäßig zu hoch sind?

Versuchen Sie, die Ursache herauszufinden. Überlegen Sie, was Sie in den Zeiten vor der Messung getan haben, und versuchen Sie, diese Situation zu beheben, z.B., indem Sie weniger essen oder sich mehr bewegen.

F Bei der Gartenarbeit habe ich mich am Rücken verletzt und muss mich nun schonen. Seither sind meine Messwerte ständig über 270 mg/dl. Was soll ich tun?

Ihr Blutzuckerspiegel ist wahrscheinlich erhöht, weil Sie sich wenig bewegen. Sie sollten daher (wenn Sie Medikamente nehmen) kurzfristig Ihre Tabletten- oder Insulindosis erhöhen, um den Blutzuckerspiegel zu normalisieren. Wenn es Ihnen besser geht und Sie sich wieder bewegen können, wird Ihr Blutzuckerspiegel wahrscheinlich sinken, und Sie müssen die Dosis Ihrer Medikamente verringern. Auch bei Krankheit oder Gewichtszunahme sollten Sie die Tabletten- oder Insulindosis erhöhen; sind Sie wieder gesund oder haben Sie abgenommen, können Sie die Dosis wieder verändern.

F Mein Blutzuckerspiegel schwankt zwischen hohen und niedrigen Messwerten. Was soll ich tun?

Das kommt vor, wenn Sie bei Unterzuckerung Traubenzucker oder eine zuckerhaltige Zwischenmahlzeit zu sich nehmen. Da die Leber bei Unterzuckerung ebenfalls Glukose freisetzt, steigt der Blutzuckerspiegel an. Versuchen Sie, eine Unterzuckerung zu vermeiden, indem Sie die Dosis Ihrer Medikamente herabsetzen oder Ihr Bewegungs- oder Essverhalten verändern. Andere Gründe für einen schwankenden Blutzuckerspiegel sind z.B. ein unregelmäßiger Tagesablauf, unregelmäßige Nahrungsaufnahme sowie Schwankungen der Medikamentendosis oder des Zeitpunkts der Medikamenteneinnahme.

EINIGE GRÜNDE FÜR HOHE ODER NIEDRIGE WERTE

Ist der Blutzucker gelegentlich zu hoch bzw. zu niedrig, bedeutet das nicht, dass Ihr Diabetes schlecht eingestellt ist (eine Unterzuckerung muss natürlich sofort behandelt werden). Treten jedoch regelmäßig zu hohe bzw. zu niedrige Werte auf, sollten Sie die Ursache dafür herausfinden und entsprechende Maßnahmen ergreifen. Im Folgenden finden Sie eine Aufstellung möglicher Ursachen.

HOHE WERTE	**NIEDRIGE WERTE**
Sie haben mehr oder etwas anderes gegessen als sonst (vielleicht sind die Werte nur nach Verzehr eines bestimmten Nahrungsmittels erhöht).	Sie haben weniger gegessen als sonst, oder Sie haben Insulin oder Tabletten genommen und konnten dann nicht wie geplant essen.
Krankheit, Stress und die damit verbundene Ausschüttung von Hormonen können zu hohen Blutzuckerwerten führen.	Stress kann den Blutzuckerspiegel sinken lassen, wenn Sie dabei mehr Energie verbrauchen oder weniger essen.
Sie haben vergessen, Ihre Tabletten oder Ihr Insulin zu nehmen, oder die Dosis war zu niedrig.	Sie haben eine zusätzliche Dosis Tabletten genommen oder zu viel Insulin gespritzt, oder die verordnete Dosis ist zu hoch für Sie.
Sie haben zugenommen.	Sie haben abgenommen.
Sie waren früher am Tag unterzuckert und haben dagegen Traubenzucker genommen.	Sie haben viel Alkohol getrunken, ohne dazu kohlenhydrathaltige Mahlzeiten zu essen oder die Medikamentendosis zu reduzieren.
Sie haben sich weniger bewegt als sonst.	Sie haben sich mehr als sonst bewegt.

F Wie oft darf mein Blutzuckerspiegel zu hoch sein, bevor ich mir Sorgen machen muss?

Ein einzelner Spitzenwert mit erkennbarer Ursache wird langfristig nicht zur Schädigung von Nerven oder Blutgefäßen führen. Sind die Werte jedoch länger als ein oder zwei Tage erhöht, sollten Sie die Ursachen dafür herausfinden und entsprechende Maßnahmen ergreifen.

F Was soll ich tun, wenn ich häufig niedrige Werte habe?

Ihr Diabetes-Tagebuch kann Ihnen Aufschluss darüber geben, was Sie vor den niedrigen Messungen anders gemacht haben als sonst – ob Sie sich mehr oder weniger bewegt, mehr oder weniger gegessen oder getrunken oder Ihre Medikamentendosis verändert haben. Sobald Sie die Ursache für die niedrigen Werte herausgefunden haben, sollten Sie entsprechende Gegenmaßnahmen ergreifen. Sind Sie nicht sicher, welche Maßnahmen nötig sind, sprechen Sie mit Ihrem Arzt.

F Sind niedrige Messwerte schädlich?

Sind die Messwerte häufig zu niedrig, werden Sie die Anzeichen einer Unterzuckerung kaum noch wahrnehmen. Diese Bewusstseinstrübung ist gefährlich: Wenn Sie nicht in der Lage sind, auf die Frühsymptome einer Unterzuckerung zu reagieren, sind Ihre Möglichkeiten der Selbstbehandlung eingeschränkt. Versuchen Sie, Ihr Frühwarnsystem aufrechtzuerhalten, indem Sie auf niedrige Messwerte sofort reagieren und z.B. ein zuckerhaltiges Getränk zu sich nehmen. Vermeiden Sie über mehrere Wochen eine Unterzuckerung, damit die Wahrnehmung der Symptome wieder einsetzt.

F Darf ich die Testergebnisse in meinem Diabetes-Tagebuch auf- oder abrunden?

Ja, die Bandbreite der Ergebnisse ist wichtiger als ein aufs Komma genauer Wert. Einen Wert von 133 dürfen Sie auf 130 abrunden. Bei einer Messung von 135 oder mehr könnten Sie auf 140 aufrunden.

Der HbA1c-Test

Ⓕ Was ist ein HbA1c-Test?

Der HbA1c-Test (jeder Buchstabe wird einzeln gesprochen) gibt Aufschluss über den Blutzuckerspiegel. Dabei wird gemessen, wie viel Glukose mit dem Hämoglobin (roter Blutfarbstoff, der für den Sauerstofftransport verantwortlich ist) verbunden ist. Der Wert zeigt an, wie gut Ihr Blutzucker in den letzten 6–8 Wochen eingestellt war. Für den Test wird aus Ihrem Arm oder Finger Blut entnommen und im Labor oder in der Klinik analysiert. Der HbA1c-Test sagt nichts darüber aus, was Sie während der letzten Tage gegessen oder getrunken haben.

Ⓕ Wie oft sollte ein HbA1c-Test durchgeführt werden?

Der Test sollte mindestens einmal im Jahr durchgeführt werden. Häufigere Messungen sind notwendig, wenn Ihre Medikation verändert wurde oder Sie die Auswirkungen eines veränderten Lebensstils feststellen wollen. Ein HbA1c-Test wird – außer bei Schwangeren – höchstens alle zwei Monate durchgeführt, da nennenswerte Veränderungen erst nach einigen Monaten feststellbar sind.

Ⓕ Was bedeuten die Testergebnisse?

Die HbA1c-Werte werden in Prozent angegeben. Je näher der Wert an 6,5% (oder sogar darunter) liegt, desto eher bewegen sich Ihre Blutzuckerwerte zwischen 72 und 126 mg/dl. Liegt Ihr HbA1c-Wert darüber, sollten Sie mit Ihrem Arzt über die Einstellung des Diabetes sprechen. Mit jedem Prozent, das der HbA1c-Wert über dem Idealwert liegt, steigt das Risiko für das Auftreten von Spätfolgen um 30%. Daher sollten Sie versuchen, Ihren HbA1c-Wert bei 6,5% oder darunter zu halten.

F Werde ich bei einem Wert von 6,5% oder weniger keine Spätfolgen entwickeln?

Der HbA1c-Wert ist nur einer von vielen Faktoren, die Ihr persönliches Risiko beeinflussen. Niemand kann garantieren, dass Sie keine Spätfolgen wie Augen- oder Nierenerkrankungen entwickeln. Je länger Ihr HbA1c-Wert unter 6,5% liegt, desto größer ist Ihre Chance, gesund zu bleiben, und das Risiko, an den genannten Spätfolgen zu erkranken, verringert sich deutlich.

F Ich möchte gerne schwanger werden. Soll ich vorher meinen HbA1c-Wert testen lassen?

Ja, wenn Sie schwanger werden wollen, wird Ihr Arzt den HbA1c-Wert überprüfen. Hohe Werte können die Entwicklung des Babys gefährden, daher sollten Sie vor der geplanten Schwangerschaft einen Wert von unter 6,5% anstreben.

F Die Blutzuckertests, die ich zu Hause durchführe, ergeben meist Werte zwischen 72 und 126 mg/dl. Heißt das, dass mein HbA1c-Wert bei 6,5% liegt?

Der HbA1c-Test gibt Aufschluss über die Blutzuckerwerte in einem Gesamtzeitraum. Wenn Sie also nicht sehr häufig zu Hause messen, können Werte zwischen 72 und 126 mg/dl Sie auch in falscher Sicherheit wiegen. Wenn Sie jedoch mindestens ein- bis zweimal am Tag testen und wenn die Ergebnisse immer im empfohlenen Bereich liegen, wird Ihr HbA1c-Wert bei 6,5% oder darunter liegen.

F Kann ich den Test auch zu Hause durchführen?

In der Apotheke können Sie zwar HbA1c-Tests kaufen, Sie sollten jedoch vorher mit Ihrem Arzt besprechen, welche Maßnahmen für Sie sinnvoll sind.

F Alle meine Testergebnisse liegen unter 180 mg/dl, aber mein HbA1c beträgt 12%. Woher kommt das?

Selbst wenn die Ergebnisse Ihrer Messungen unter 180 mg/dl liegen, sind Sie möglicherweise zu anderen Zeiten höher. Dies wirkt sich auf Ihren HbA1c-Wert aus. Messen Sie Ihren Blutzuckerspiegel vor und nach den Mahlzeiten und streben Sie Werte zwischen 72 und 126 mg/dl an.

Warum der Blutdruck wichtig ist

Ⓕ **Mein Arzt hat mich auf Diabetes getestet, weil ich an Bluthochdruck leide. Was ist der Grund dafür?**

Sowohl Diabetes Typ 2 als auch Bluthochdruck sind durch Insulinresistenz bedingt; wer Bluthochdruck hat, leidet häufig ebenfalls an Diabetes, und umgekehrt. Achten Sie darauf, dass Blutdruck und Blutzuckerspiegel gut eingestellt sind; auf diese Weise senken Sie das Risiko für Spätfolgen, insbesondere für Herzerkrankungen.

Ⓕ **Was ist Bluthochdruck?**

Wenn sich Arterien versteifen und verengen, ist der Blutfluss durch die Gefäße erheblich beengt. Dadurch erhöht sich der Druck auf die Gefäßwände, und es kommt zu Bluthochdruck. Typ-2-Diabetiker leiden häufig unter hohem Blutdruck.

Ⓕ **Mein Blutdruck ist erhöht, aber ich fühle mich nicht krank. Warum ist eine Behandlung notwendig?**

Bluthochdruck trägt maßgeblich zu Erkrankungen von Herz und Kreislauf bei – Erkrankungen, die sich über Jahre hinweg entwickeln, wenn Ihre Blutgefäße langsam immer enger und steifer werden. Sie werden häufig nicht merken, dass Sie an Bluthochdruck leiden. Unbehandelt kann er zu Angina pectoris (heftige Schmerzen im Brustkorb) oder sogar zum Herzinfarkt oder Schlaganfall führen. Wenn Sie Ihre Tabletten gegen Bluthochdruck vorschriftsmäßig einnehmen und den Blutdruck regelmäßig kontrollieren lassen, können Sie das Risiko für diese schwer wiegenden Erkrankungen verringern.

Mythos »Bluthochdruck macht sich durch Kopfschmerzen bemerkbar«

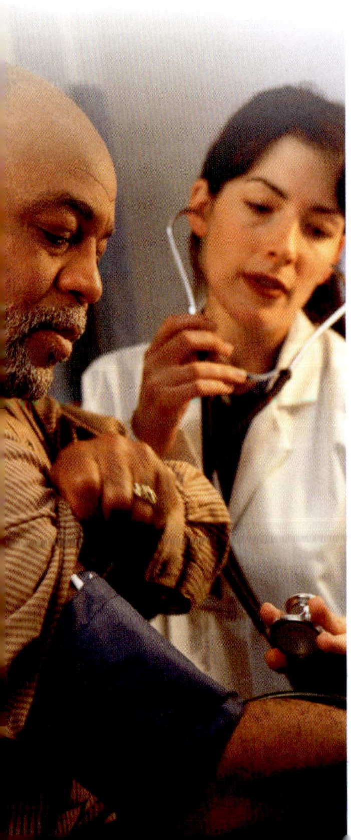

Wahrheit Bluthochdruck verursacht nur selten Symptome und ist häufig ein Zufallsbefund. Lassen Sie Ihren Blutdruck bei den jährlichen Diabeteskontrollen, oder auf Empfehlung des Arztes auch häufiger, messen, um zu erkennen, ob Sie an Bluthochdruck leiden.

Ⓕ Wie hoch sollte mein Blutdruck sein?

Wenn Sie an Diabetes Typ 2 leiden, sollte Ihr Blutdruck unter 140/80 mmHg liegen. In manchen Situationen, z.B. wenn Sie bereits Nierenschäden (Nephropathie) aufweisen, sollte Ihr Blutdruck noch darunter liegen, beispielsweise bei 135/75 mmHg, um weitere Schäden zu vermeiden. Besprechen Sie mit Ihrem Arzt, welche Blutdruckwerte Sie anstreben sollten und wie Sie diese Werte erreichen können.

Ⓕ Was bedeuten die beiden Zahlen bei der Angabe des Blutdrucks?

Der obere Wert bezieht sich auf den Druck, der in Ihren Blutgefäßen herrscht, wenn das Herz sich zusammenzieht und Blut durch den Körper pumpt. Das ist der so genannte systolische Blutdruck. Der zweite Wert, der diastolische Druck, bezeichnet den niedrigsten Druck, der herrscht, wenn das Herz sich zwischen zwei Schlägen ausruht.

Ⓕ Wie kann ich meinen Blutdruck senken?

Sie können Ihren Blutdruck senken, indem Sie aufhören zu rauchen und gegebenenfalls abnehmen, mehr frisches Obst und Gemüse essen und weniger Salz (z.B. weniger Fertigprodukte oder Fertigmahlzeiten) konsumieren. Auch mehr Bewegung beugt Bluthochdruck vor (siehe S. 78–97). Die vom Arzt verschriebenen Tabletten gegen Bluthochdruck sollten Sie auf jeden Fall nehmen, auch wenn Sie sich nicht krank fühlen, damit Ihr Blutdruck im empfohlenen Bereich liegt.

Ⓕ Wie niedrig darf mein Blutdruck sein?

Normalerweise sinkt der Blutdruck bei gesunden Menschen nicht unter 100/60 mmHg. Je mehr sich der systolische Wert (der obere Wert) Ihres Blutdrucks diesem Wert annähert, desto geringer ist Ihr Risiko für einen Herzinfarkt oder Schlaganfall.

Den Blutdruck überwachen

F Wie oft sollte ich meinen Blutdruck kontrollieren lassen?

Ihr Blutdruck wird mindestens einmal pro Jahr bei der jährlichen Kontrolluntersuchung (siehe S. 120–121) überprüft. Wenn Sie an Bluthochdruck leiden, wird wahrscheinlich alle 1–4 Wochen gemessen werden. Bei guter Einstellung wird der Blutdruck dann alle 3–6 Monate kontrolliert.

F Wie wird der Blutdruck gemessen?

Ihr Arzt legt eine Manschette um Ihren Oberarm und pumpt sie entweder manuell oder mithilfe eines Elektrogeräts auf, bis die Manschette so eng anliegt, dass das Blut nicht mehr in den Unterarm fließen kann. Dann wird die Luft aus der Manschette ganz langsam abgelassen und dabei der Blutdruck entweder elektronisch oder mithilfe eines Stethoskops gemessen. Der erste, bzw. obere, Wert bezieht sich auf den Blutdruck, der in Ihren Arterien herrscht, wenn sich das Herz zusammenzieht (systolischer Wert). Der zweite Wert bezeichnet den Druck zu der Zeit, wenn das Herz sich entspannt (diastolischer Wert).

F Ich bin immer aufgeregt, wenn ich zum Arzt gehe. Ist mein Blutdruck dadurch höher?

Ihr Blutdruck steigt und fällt fortwährend in Abhängigkeit von Tageszeit und Stresslevel. Sind Sie vor einem Arztbesuch aufgeregt, steigt Ihr Blutdruck. Aus diesem Grund wird Ihr Blutdruck zwei- bis dreimal, oder sogar in einer 24-Stunden-Messung, überprüft, bevor die Diagnose Bluthochdruck gestellt wird.

F Kann ich den Blutdruck zu Hause messen?

Ja. Sprechen Sie mit Ihrem Arzt, welches Gerät sich für Sie eignet. Wenn Sie nur vorübergehend ein Gerät benötigen, können Sie es eventuell in der Praxis ausleihen.

F Wie oft soll ich meinen Blutdruck messen, um ihn zu überwachen?

Das hängt davon ab, was Sie herausfinden wollen. Wollen Sie beispielsweise wissen, wie sich eine stressige Situation auf Ihren Blutdruck auswirkt, sollten Sie vorher und nachher den Blutdruck messen. Wollen Sie jedoch lediglich wissen, ob Ihr Blutdruck im empfohlenen Bereich liegt, reicht es aus, wenn Sie mehrere Tage hintereinander mehrmals am Tag messen und aus den Ergebnissen Ihre Normalwerte ableiten. Danach genügt es, wenn Sie Ihren Blutdruck ein- bis zweimal die Woche messen.

F Wie verwende ich ein elektronisches Blutdruckmessgerät?

Lesen Sie die Bedienungsanleitung. Wo die Manschette angelegt wird und wie der Arm gehalten werden soll, unterscheidet sich von Gerät zu Gerät. Nach dem Einschalten wird die Manschette automatisch aufgepumpt und die Luft langsam abgelassen. Dann können Sie Ihren Blutdruck ablesen. Setzen Sie sich 5–10 Minuten vor der Messung hin, um eine genauere Messung zu erhalten.

F Was soll ich tun, wenn meine Messwerte über dem empfohlenen Bereich liegen?

Sind die Werte nur gelegentlich erhöht, kann die Ursache stressbedingt sein oder an anderen Faktoren, wie z.B. einem hektischen Tagesablauf oder Ärger im Büro, liegen. Sind Ihre Werte jedoch regelmäßig zu hoch, sollten Sie eine Behandlung beginnen, oder eine bereits bestehende Behandlung ändern. Wenn Sie an Diabetes Typ 2 leiden, brauchen Sie zur Einstellung des Blutdrucks wahrscheinlich drei oder mehr Medikamente (siehe S. 160–161). Auch übermäßiger Salzkonsum und wenig Bewegung können Ursachen für Bluthochdruck sein. Versuchen Sie, gegen diese Faktoren anzugehen, um Ihren Blutdruck zu senken. Machen Sie regelmäßig Entspannungsübungen, bewegen Sie sich mehr und essen Sie selbst zubereitete Mahlzeiten anstelle von Fertiggerichten.

Kontrolluntersuchung

F Was ist die jährliche Kontrolluntersuchung?

Einmal pro Jahr wird Ihr Arzt untersuchen, wie gut Ihr Blutzuckerspiegel und Ihr Blutdruck eingestellt sind und ob es Anzeichen für diabetische Spätfolgen gibt. Die Untersuchungen gleichen den Tests, die kurz nach der Diagnosestellung durchgeführt wurden. Bei der Kontrolluntersuchung können Sie mit Ihrem Arzt über Probleme oder Ängste in Bezug auf Ihre Krankheit sprechen.

F Wie kann ich die Routinekontrolle optimal nutzen?

Machen Sie sich eine Liste mit allen Fragen, die Sie haben, und nehmen Sie sie zur Untersuchung mit. Sie können auch im Gesundheits-Pass Diabetes (DDG) die vom Arzt vorgenommenen Untersuchungen dokumentieren lassen. Zusätzlich können Sie festhalten, welchen Grund die Änderungen haben, wie schnell die Behandlung anschlagen wird, welche Nebenwirkungen zu beachten sind und was im Fall von Nebenwirkungen zu tun ist.

F Was passiert, wenn die Ergebnisse einer meiner Tests außerhalb des empfohlenen Bereichs liegen?

In diesem Fall muss die Diabetesbehandlung angepasst werden, damit Ihre Werte in den empfohlenen Bereich zurückkehren. Bei Anzeichen für diabetische Spätfolgen (z.B. an den Augen oder Füßen) wird man Sie an einen Facharzt überweisen.

F Was soll ich tun, wenn ich nicht genau weiß, ob alle erforderlichen Untersuchungen durchgeführt wurden?

Die Patientenakte enthält Angaben zu Ihrem Gesundheitszustand und die Ergebnisse der durchgeführten Untersuchungen. Wenn Sie sichergehen wollen, dass alle notwendigen Untersuchungen durchgeführt wurden, sollten Sie drei Wochen nach der jährlichen Kontrolluntersuchung einen Gesprächstermin mit Ihrem Arzt vereinbaren.

Ⓕ Wann erhalte ich meine Untersuchungsergebnisse?

Bei einigen Untersuchungen, z.B. der Blutdruckmessung, liegen die Ergebnisse sofort vor. Die Resultate der Blutuntersuchung erhalten Sie nach ein bis zwei Wochen.

Ⓕ Was soll ich tun, wenn ich zwischen den jährlichen Kontrolluntersuchungen Hilfe brauche?

Wenn Sie Probleme haben, wie z.B. häufige Unterzuckerung, einen regelmäßig erhöhten Blutzuckerspiegel, nicht heilende Fußverletzungen, plötzliche Änderungen Ihres Sehvermögens, Probleme mit den Medikamenten oder Messgeräten, oder wenn Sie das Gefühl haben, mit Ihrer Krankheit nicht zurechtzukommen, sollten Sie mit Ihrem Arzt sprechen.

BESTANDTEILE DER KONTROLLUNTERSUCHUNG

Blutdruckmessung	Stellt fest, wie gut Ihr Blutdruck eingestellt ist.
Augenuntersuchung	Stellt Schäden an der Netzhaut (lichtempfindlicher Teil am Augenhintergrund) fest.
Fußuntersuchung	Stellt Durchblutungsstörungen und/oder verminderte Empfindlichkeit in den Füßen fest.
Gewichtskontrolle, Messung von Taillen- und Hüftumfang	Stellt fest, ob Ihr Körpergewicht und Ihre Figur das Risiko für eine Herz-Kreislauf-Erkrankung erhöhen.
Urinuntersuchung	Stellt fest, ob Eiweiß im Urin vorhanden ist, was auf einen Nierenschaden hindeuten kann.
Blutuntersuchungen	Verschiedene Bluttests zur Überprüfung der Einstellung des Blutzuckerspiegels, der Blutfettwerte und der Nierenfunktion werden durchgeführt.

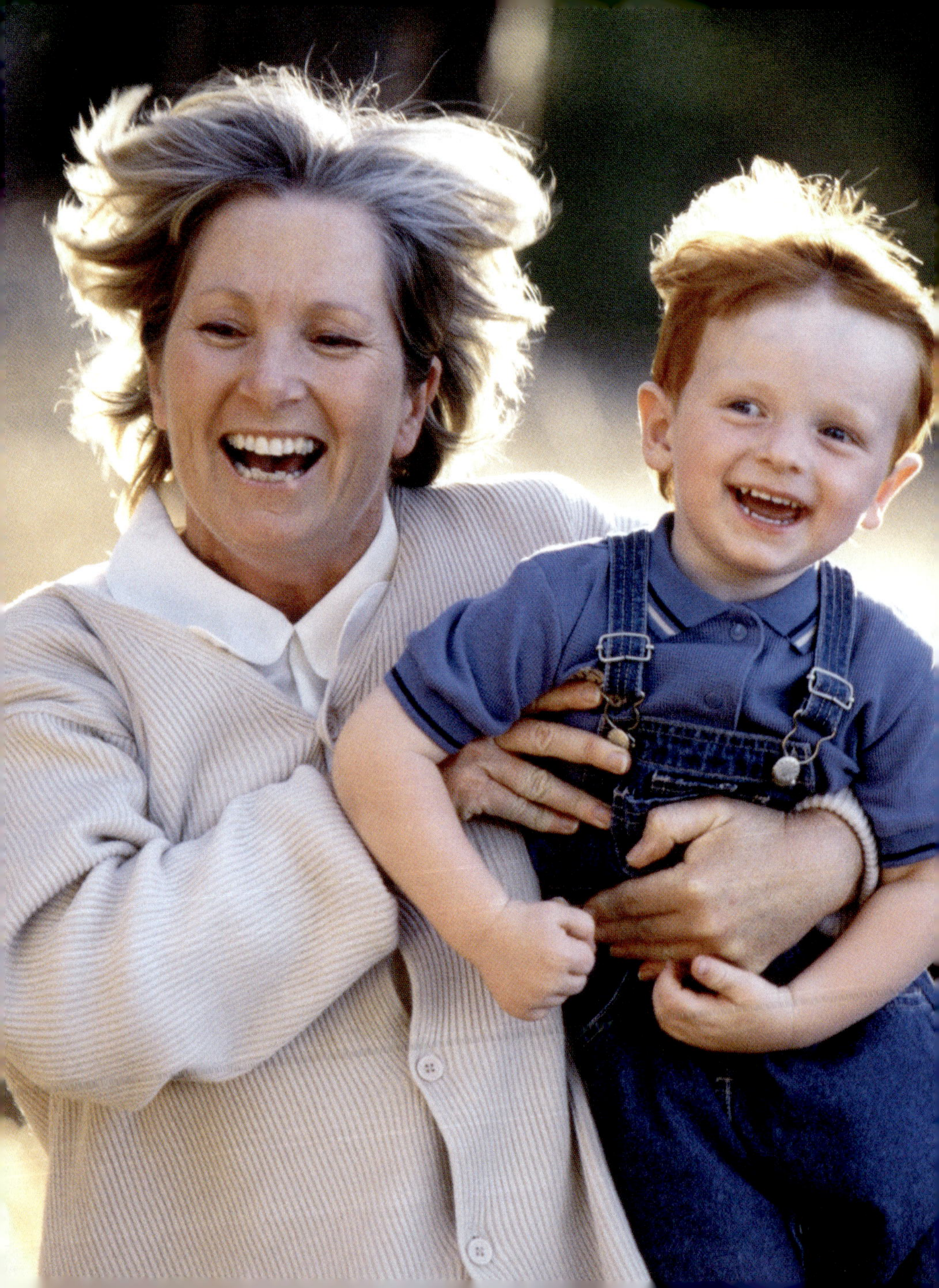

Mit Diabetes leben

Gut auf die Füße zu achten, Stress zu bewältigen und zu wissen, was im Krankheitsfall zu tun ist, sind wichtige Aspekte des täglichen Umgangs mit Diabetes. Sind Sie eine Frau, werden sich Schwangerschaft und Menopause auf Ihren Diabetes auswirken. Ist Ihr Partner oder ein naher Verwandter Typ-2-Diabetiker, finden Sie in diesem Kapitel wichtige Informationen zur Krankheit und zur Hilfe für den Alltag.

Der Alltag

F Wie wirkt sich Diabetes auf meine Arbeit aus?

Wenn Sie gewisse Vorkehrungen treffen, wird sich Ihr Diabetes kaum auf Ihre Arbeit auswirken. Erstellen Sie einen Plan, in dem Sie Blutzuckermessungen, Mahlzeiten oder Medikamenteneinnahme an Ihren Arbeitstag anpassen. Ist Ihre Arbeit schlecht vorhersehbar oder körperlich sehr anstrengend, sollten Sie Ihren Blutzuckerspiegel mehrmals täglich messen. Bei Berufen mit sitzender Tätigkeit besteht die Gefahr eines Blutzuckeranstiegs. Soweit erforderlich, sollten Sie Medikamente und Mittel gegen Unterzuckerung am Arbeitsplatz aufbewahren.

F Gibt es Berufe, die ich nicht ausüben darf?

Es gibt einige Berufe, die Ihnen als Diabetiker nicht offen stehen. Sie können nicht bei Heer, Marine oder Luftwaffe arbeiten und dürfen kein Verkehrsflugzeug führen. Wenn Sie Insulin oder insulinstimulierende Tabletten nehmen, dürfen Sie nur unter Einhaltung bestimmter Bedingungen einen LKW oder ein Taxi fahren – es besteht die Gefahr, dass Sie bei Unterzuckerung die Kontrolle über den Wagen verlieren. Sie müssen Ihrem Arbeitgeber mitteilen, dass Sie Diabetiker sind.

F Darf ich Auto fahren?

Wenn Sie Tabletten oder Insulin nehmen, müssen Sie die Versicherung benachrichtigen. Erkundigen Sie sich bei der örtlichen Behörde nach den für Sie geltenden Bestimmungen. Wenn Sie Insulin spritzen, dürfen Sie keine LKWs oder Fahrzeuge für die Personenbeförderung fuhren, obwohl Ausnahmen zulässig sind. Führen Sie ein Fahrzeug zwischen 3,5 und 7,5 Tonnen, wird Ihr Antrag auf Verlängerung der Fahrerlaubnis geprüft.

Ich bin manchmal unterzuckert. Was mache ich auf langen Autofahrten?

Messen Sie vor der Abfahrt und während der Fahrt etwa alle zwei Stunden Ihren Blutzucker, um sicherzugehen, dass er im empfohlenen Bereich liegt. Halten Sie Essen, Getränke und ein Mittel gegen Unterzuckerung griffbereit.

Ich bin viel auf Reisen. Welche Auswirkungen hat das auf Diabetes?

Langstreckenflüge, Zeitverschiebungen, Klimaveränderungen, ungewohnte Speisen, Getränke und Aktivitäten im Ausland wirken sich auf Ihren Blutzuckerspiegel aus, selbst wenn Sie keine Medikamente für Ihren Diabetes nehmen. Prüfen Sie, ob Ihre Reiseversicherung diabetesbedingte Probleme mit einschließt, und nehmen Sie Ihren Diabetesbedarf und ausreichend Medikamente mit. Für Flugreisen ins Ausland können Sie beim Deutschen Diabetiker Bund ein ärztliches Attestformular in mehreren Sprachen anfordern, auf dem von Ihrem Arzt bestätigt wird, dass Sie Diabetes haben und auf Ihr Insulin und Ihr Insulinbesteck im Handgepäck angewiesen sind. Mit etwas Vorausplanung werden Sie im Ausland keine Probleme mit Ihrem Diabetes haben.

Kann ich als Diabetiker gelegentlich abends etwas trinken gehen?

Als Diabetiker müssen Sie nicht auf Dinge verzichten, die Sie früher genossen haben. Wenn Sie gelegentlich abends Alkohol trinken und Insulin oder insulinstimulierende Tabletten nehmen, müssen Sie Vorkehrungen gegen eine Unterzuckerung treffen (siehe S. 126–129).

An welche Organisationen kann ich mich wenden, wenn ich Informationen über Diabetes brauche?

Der Deutsche Diabetiker Bund bzw. die Österreichische Diabetes Gesellschaft und die Schweizerische Diabetes-Gesellschaft verfügen über eine Hotline und eine Website. Auf S. 200 finden Sie die Adressen der genannten Organisationen sowie weiterer Einrichtungen, die Ihnen bei Fragen zu Diabetes wertvolle Hinweise geben können.

Umgang mit Unterzuckerung

Ⓕ Was ist eine Unterzuckerung?

Bei einer Unterzuckerung fällt der Blutzuckerspiegel unter den Grenzwert von 72 mg/dl, weil sich im Körper mehr Insulin befindet als benötigt. Normalerweise treten Symptome auf (siehe unten), die Sie auf diese Gefahr aufmerksam machen. Ist Ihr Körper jedoch an Blutzuckerwerte unter 72 mg/dl gewöhnt, bleiben die Symptome möglicherweise aus oder sind nur schwach ausgeprägt.

Ⓕ Welche Symptome treten bei einer Unterzuckerung auf?

Liegt Ihr Blutzuckerspiegel zwischen 54 und 72 mg/dl, kann es zu Herzklopfen, Schweißausbruch, Zittern, Ängstlichkeit, Blasswerden und Heißhunger kommen. Fällt der Blutzuckerspiegel unter 54 mg/dl, verändern sich die Symptome, da das Gehirn nicht ausreichend mit Glukose versorgt wird und Sie möglicherweise nicht mehr klar denken können. Sie verlieren die Orientierung, können sich schlecht konzentrieren, Ihre Sicht ist verschwommen oder Sie bekommen Kopfschmerzen.

Ⓕ Wie wahrscheinlich ist eine Unterzuckerung?

Die Gefahr einer Unterzuckerung besteht nur, wenn Sie Insulin oder insulinstimulierende Tabletten nehmen. Behandeln Sie Diabetes mit anderen Tabletten oder stellen Sie den Blutzucker mit Bewegung und gesunder Ernährung ein, besteht keine Gefahr. Manche Faktoren erhöhen das Risiko, z.B. mehr Bewegung oder ein Ungleichgewicht zwischen den Tabletten oder dem Insulin und der Menge an Kohlenhydraten in der Nahrung. Auch bei Gewichtsabnahme kann es zu einer Unterzuckerung kommen – wenn Sie abnehmen, sollten Sie daher Ihre Tabletten- oder Insulindosis reduzieren.

F Wie kann ich einer Unterzuckerung vorbeugen?

Finden Sie heraus, welche Situationen für Sie das Risiko einer Unterzuckerung bergen, z.B. weniger essen, Alkoholkonsum oder der Aufenthalt in einer heißen Umgebung wie der Sauna. Je nach Situation sollten Sie kleine Snacks bereithalten oder Ihre Insulin- bzw. Tablettendosis vorher reduzieren, um für den Fall eines Absinkens des Blutzuckerspiegels vorbereitet zu sein. Bitten Sie Freunde, Familienangehörige oder Kollegen, Sie an regelmäßige Blutzuckermessungen oder Snacks zu erinnern. Wenn Sie das Gefühl haben, Ihr Blutzuckerspiegel fällt, sollten Sie sofort den Blutzuckerspiegel messen, um die geeigneten Maßnahmen zu ergreifen.

F Mein Blutzuckerspiegel sinkt manchmal unter 72 mg/dl, aber ich fühle mich wohl. Muss ich etwas dagegen tun?

Ja, jeder Blutzuckerspiegel unter 72 mg/dl wird als Unterzuckerung bezeichnet, unabhängig davon, wie Sie sich fühlen. Wenn Sie keine Symptome spüren, aber früher einmal Symptome auftraten, sollten Sie den Blutzuckerspiegel vorübergehend über den Wert von 72–126 mg/dl einstellen, damit der Körper wieder lernt, die Symptome wahrzunehmen. Treten bei einem Wert von 72 mg/dl Symptome auf, sollten Sie auf jeden Fall verhindern, dass Ihr Blutzuckerspiegel weiter sinkt, und sofort Maßnahmen gegen die Unterzuckerung ergreifen.

F Wie behandle ich eine Unterzuckerung?

Eine Unterzuckerung wird mit schnell verdaulichen und stark kohlenhydrathaltigen Nahrungsmitteln behandelt: Traubenzucker, ein stark zuckerhaltiges Getränk, z.B. Cola, Zucker, gelöst in Wasser, Traubenzucker- oder Dextrosegel. Danach müssen Sie etwas essen, das langsam verdauliche Kohlenhydrate enthält, um den Blutzuckerspiegel oben zu halten, z.B. ein belegtes Brot, ein Stück Obst, Kekse oder eine Schale Müsli.

Ⓕ Kann ich bei einer Unterzuckerung bewusstlos werden?

Wenn Sie Ihre Unterzuckerung nicht behandeln bzw. behandeln lassen und der Zuckerspiegel weiter sinkt, können Sie das Bewusstsein verlieren. Normalerweise vergehen nach Auftreten der ersten Symptome mindestens zwei Stunden, bis es dazu kommt, doch nach den ersten Spätsymptomen kann es innerhalb von 10 bis 15 Minuten passieren. Sind Sie bewusstlos, erholt sich Ihr Körper üblicherweise von selbst und Sie werden nach ein bis zwei Stunden das Bewusstsein wiedererlangen.

BEHANDLUNG EINER UNTERZUCKERUNG

Eine Person, die Insulin oder insulinstimulierende Tabletten nimmt, kann in Unterzuckerung geraten. Kann sich der Betroffene nicht selbst helfen, ist er auf Ihre Hilfe angewiesen. Befolgen Sie diese Schritte, solange die Person bei Bewusstsein ist. Wird die Person bewusstlos, müssen Sie eine Glukagoninjektion verabreichen (siehe rechts).

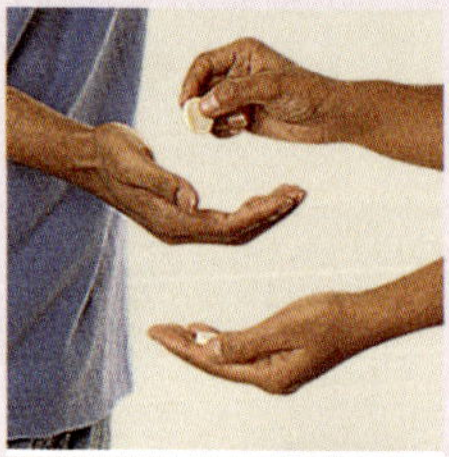

① Zeigt die Person Anzeichen einer leichten Unterzuckerung, wie z.B. Schweißausbruch oder Herzklopfen, bitten Sie sie, den Blutzucker zu messen. Bei Spätsymptomen einer Unterzuckerung, wie z.B. Verwirrtheit oder verschwommenes Sehen, geben Sie ihr Traubenzucker oder eine Limonade.

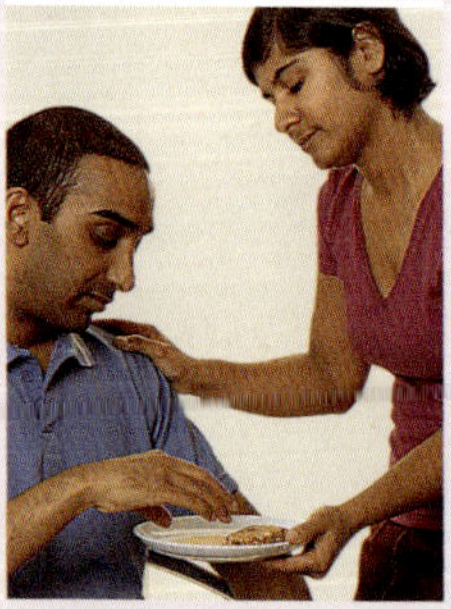

② Sobald sich die Person besser fühlt, geben Sie ihr einen kohlenhydrathaltigen Imbiss, z.B. Kekse, ein belegtes Brot oder eine Schale Müsli, um den Blutzuckerspiegel weiter oben zu halten, wenn die Glukose verdaut ist. Zu viel kohlenhydrathaltige Nahrung wird den Blutzuckerspiegel jedoch zu sehr erhöhen. Bleiben Sie bei ihr, bis die Person sich besser fühlt. Geben Sie ihr bei drohender Bewusstlosigkeit nichts zu essen oder zu trinken.

F Ein Freund von mir hat Glukagonspritzen zu Hause. Sollte ich auch welche haben?

Glukagon wird manchmal zur Behandlung einer schweren Unterzuckerung eingesetzt und bewirkt eine Umwandlung des in der Leber gespeicherten Glykogens in Glukose. Wenn Sie die Frühsymptome einer Unterzuckerung gut wahrnehmen, brauchen Sie keine Glukagonspritzen zu Hause aufzubewahren, da Ihnen genug Zeit bleibt, erst Traubenzucker und danach eine kohlenhydrathaltige Mahlzeit einzunehmen. Haben Sie jedoch keine Frühsymptome oder verlieren Sie schnell die Orientierung, sollten Sie Glukagonspritzen im Hause haben, damit Freunde, Kollegen oder Familienmitglieder Ihnen im Notfall eine verabreichen können. Sprechen Sie mit Ihrem Arzt darüber.

F Was passiert, wenn ich nachts während des Schlafs unterzuckere?

Wahrscheinlich wachen Sie auf, doch selbst wenn Sie weiterschlafen, reguliert sich der Blutzucker, indem Glykogen aus der Leber in Glukose umgewandelt wird und in die Blutbahn gelangt. Überschüssiges Insulin wird mit der Zeit ebenfalls abgebaut. Unterzuckerung kann lebensbedrohlich werden, wenn Sie große Mengen an Alkohol auf nüchternen Magen getrunken haben, da Alkohol diesen Korrekturmechanismus unterbindet. Daher sollten Sie etwas essen, wenn Sie Alkohol trinken, oder vorher die Dosis Ihres Insulins oder der insulinstimulierenden Tabletten reduzieren.

F Nach einer Unterzuckerung ist mein Blutzuckerspiegel manchmal sehr hoch. Heißt das, ich habe zu viel gegessen?

Nicht unbedingt. Bei Unterzuckerung wird von der Leber Glukose ins Blut abgegeben, was zu einem starken Anstieg des Blutzuckerspiegels führen kann. 20–30 g Kohlenhydrate reichen zur Behandlung einer Unterzuckerung meist aus – wenn Sie mehr essen, steigt Ihr Blutzucker zu stark an.

Umgang mit Überzuckerung

F Was ist eine Überzuckerung?

Überzuckerung bezeichnet einen Blutzuckerspiegel von über 126 mg/dl. Wahrscheinlich bestand bei Ihnen Überzuckerung, als die Diagnose Diabetes gestellt wurde. Es kann aber auch zu einer Überzuckerung kommen, wenn Ihre Behandlung aus gesunder Ernährung, Bewegung, Tabletten und/oder Insulin besteht und die Wirkung nicht ausreicht, um den Blutzucker einzustellen.

F Welche Symptome hat man bei einer Überzuckerung?

Es kann zu Symptomen wie trockenem Mund, großem Durst, häufigem Ausscheiden großer Urinmengen, Mattigkeit und verschwommenem Sehen kommen. Diese Symptome treten jedoch meist erst bei einem Blutzuckerspiegel von über 180 mg/dl auf. Nur mit einer Blutzuckermessung können Sie feststellen, ob der Blutzuckerspiegel über 126 mg/dl steigt.

F Mein Blutzuckerspiegel liegt zwischen 180 und 270 mg/dl, aber ich fühle mich wohl. Ist das in Ordnung?

Nein. Sie sollten auf jeden Fall Maßnahmen zur Senkung des Blutzuckerspiegels ergreifen. Ist der Blutzuckerspiegel regelmäßig zu hoch, steigt das Risiko für diabetische Spätfolgen (siehe S. 180–199). Wenn der Körper sich an die hohen Werte gewöhnt, treten Symptome möglicherweise erst bei einem Blutzuckerspiegel von über 270 mg/dl auf. Sie müssen daher regelmäßig Ihren Blutzuckerspiegel messen und dürfen sich nicht auf das Auftreten von Symptomen verlassen.

Kann es zu einer Überzuckerung kommen, selbst wenn mein Blutzuckerspiegel gut eingestellt ist?

Ja. Es wird gelegentlich dazu kommen, dass Ihr Blutzucker über 126 mg/dl steigt, z.B. nach einem üppigen Essen, wenn Sie sich weniger als sonst bewegen, bei Krankheit oder einer Infektion. Vereinzelt erhöhte Werte sind nicht schlimm, doch wenn Ihr Blutzucker regelmäßig erhöht ist, müssen Sie unbedingt etwas dagegen unternehmen.

Was soll ich tun, wenn mein Blutzuckerspiegel regelmäßig zu hoch ist?

Versuchen Sie, die Ursache der Überzuckerung herauszufinden. Liegt es daran, dass Sie mehr essen und sich weniger bewegen, sollten Sie weniger essen und sich mehr bewegen. Gibt es jedoch keine eindeutigen Ursachen für den Überzucker, müssen Sie wahrscheinlich Tabletten nehmen, die Dosis erhöhen oder Insulin injizieren. Besprechen Sie mit Ihrem Arzt, welche Maßnahmen Sie ergreifen sollen.

Wie kann ich Überzuckerung vermeiden?

Nehmen Sie täglich Ihr Insulin oder Ihre Tabletten. Verzichten Sie auf Speisen, die Ihren Blutzuckerspiegel zu sehr ansteigen lassen bzw. erhöhen Sie für den Fall, dass Sie solche Speisen essen, die Dosis Ihrer Medikamente entsprechend oder bewegen Sie sich mehr. Bedenken Sie, welche Wirkung Stress und andere Hormonveränderungen auf den Blutzucker haben, und passen Sie ggf. die Dosis Ihrer Medikamente an. Verzichten Sie auch bei Krankheit nicht darauf, Ihr Insulin oder Ihre Tabletten zu nehmen (besonders bei Erbrechen). Wenn Ihre Tabletten oder Ihr Insulin den Blutzuckerspiegel nicht ausreichend einstellen, sollten Sie die Dosis der Medikamente nach Rücksprache mit dem Arzt erhöhen. Auf S. 142–145 finden Sie dazu weitere Hinweise. Messen Sie häufig Ihren Blutzuckerspiegel, um eine Überzuckerung frühzeitig zu erkennen.

Auf Ihr Herz achten

Ⓕ **Was kann ich tun, damit Herz und Kreislauf gesund bleiben?**

Bewegen Sie sich viel, essen Sie gesund (siehe S. 46–47 sowie S. 78–79), hören Sie auf zu rauchen und nehmen Sie wenn nötig ab. Nehmen Sie die Medikamente, die Ihnen verschrieben wurden, regelmäßig ein, damit sich Blutzucker, Blutdruck und Blutfettwerte im gesunden Bereich befinden.

Ⓕ **Ich habe schon etliche Ratschläge zu gesunder Ernährung bekommen. Welche Aspekte sind am wichtigsten?**

Essen Sie gesunde Fettarten, beispielsweise einfach ungesättigte statt gesättigter Fettsäuren, und essen Sie nicht zu viel Fett – auf diese Weise schützen Sie Ihr Herz. Kalorienreiche Nahrungsmittel führen zu Gewichtszunahme und erhöhen dadurch das Risiko für Herzkrankheiten. Versuchen Sie deshalb, Ihre Kalorienzufuhr im empfohlenen Rahmen zu halten (siehe S. 72–74). Bei Bluthochdruck sollten Sie wenig Salz essen (siehe S. 52). Essen Sie Nahrungsmittel, die reich an Antioxidanzien sind, wie z.B. Obst, Gemüse, Vollkornprodukte und Hülsenfrüchte. Essen Sie zweimal die Woche fetten Fisch zum Schutz vor Herzkrankheiten (siehe S. 46–47).

Ⓕ **Durch welche Art von Bewegung kann ich das Risiko für Herzkrankheiten verringern?**

Alle Aktivitäten, die die Herzfrequenz steigern und bei denen Sie tiefer atmen müssen und ausreichend durchblutet sind – wie spazieren gehen, schwimmen oder Gartenarbeit – sind gut für Ihr Herz. Auf S. 88–91 finden Sie Tipps für den Fall, dass Sie sich über einen längeren Zeitraum nur wenig oder kaum bewegt haben. Bei bestehenden Herzproblemen wird Bewegung Ihren Gesundheitszustand verbessern. Besprechen Sie mit Ihrem Arzt, welche Aktivitäten für Sie geeignet sind.

F Wie gewöhne ich mir das Rauchen ab?

Ihr Arzt kann Ihnen dabei helfen, einen Kurs oder eine Selbsthilfegruppe zur Raucherentwöhnung zu finden. Bei den regelmäßigen Treffen können Sie sich mit anderen Betroffenen austauschen, oder Sie erhalten Informationen zu einer Nikotinersatztherapie mit Nikotinpflastern oder -kaugummi. Möglicherweise helfen Ihnen auch Bücher zur Raucherentwöhnung.

F Mein Arzt hat mir acht verschiedene Tabletten verschrieben. Muss ich wirklich alle nehmen?

Diabetes Typ 2 ist eine außerordentlich komplexe Erkrankung. Neben erhöhten Blutzuckerwerten bestehen meist noch hoher Blutdruck und hohe Blutfettwerte sowie Übergewicht. All diese Faktoren erhöhen ebenfalls das Risiko für Herzerkrankungen, weshalb Ihr Arzt Ihnen Tabletten gegen diese Krankheiten verschrieben hat. Allein für die Einstellung des Blutzuckerspiegels können zwei oder mehr Tabletten nötig sein, möglicherweise sogar Insulin. Zur Behandlung von Bluthochdruck können mehr als drei verschiedene Tabletten erforderlich sein (siehe S. 160–161), weitere Medikamente dienen der Senkung der Blutfettwerte. Dazu kommen möglicherweise noch Aspirin zum Schutz des Herzens sowie Appetitzügler.

F Ich hatte bereits einen Herzinfarkt. Macht es überhaupt Sinn, wenn ich versuche, gesünder zu leben?

Ihr Herzinfarkt beweist, dass Diabetes Ihrem Herzen bereits Schaden zugefügt hat. Wenn Sie jetzt anfangen, gesünder zu leben, können Sie verhindern, dass die Krankheit weiter fortschreitet, und Sie verbessern dadurch den Zustand Ihres Herzens. Bewegen Sie sich mehr, hören Sie auf zu rauchen und reduzieren Sie dadurch das Risiko, einen weiteren Herzinfarkt zu erleiden. Ihr Herz kann sich erholen – mit einer gesünderen Lebensweise tragen Sie dazu bei!

Mythos »Eine Schädigung der Nerven erkenne ich daran, dass die Füße mehr schmerzen«

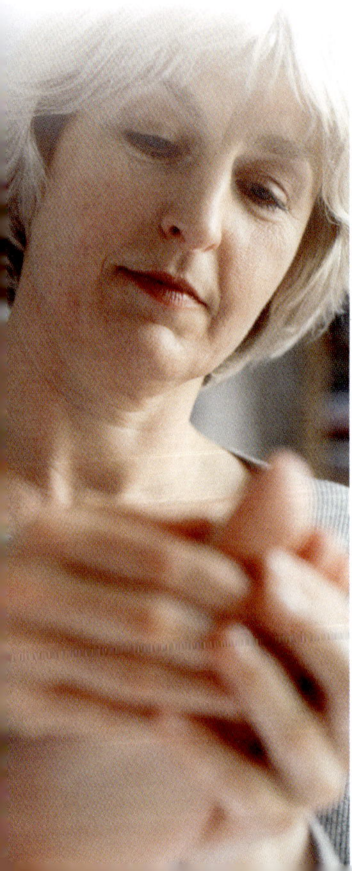

Wahrheit Wenn die Nerven, die die Füße versorgen, geschädigt sind, leidet die Empfindlichkeit der Füße. Möglicherweise bemerken Sie ein kribbelndes Gefühl, doch normalerweise lässt das Empfindungsvermögen der Füße eher nach, und Verletzungen oder Verbrennungen verursachen weniger Schmerzen. Schmerzen sind kein zuverlässiger Indikator für eine Nervenschädigung.

Pflege der Füße

F Warum muss ich meine Füße besonders pflegen?

Besteht Diabetes über längere Zeit, kann es zu Schäden der Nerven und einer Beeinträchtigung der Durchblutung kommen, auch in den Füßen. Die Füße werden dadurch anfälliger für Geschwüre oder Verletzungen, die sich entzünden können. Bei sorgfältiger Pflege der Füße können Sie schwer wiegende Probleme vermeiden.

F Schmerzen meine Füße, wenn mit ihnen etwas nicht in Ordnung ist?

Das muss nicht sein, denn sind die Nerven, die die Füße versorgen, geschädigt, lässt das Empfindungsvermögen nach. Es kann zu einem kribbelnden Gefühl in den Füßen kommen, doch Sie werden eine Verletzung oder andere Fußleiden möglicherweise erst spät bemerken. Überprüfen Sie Ihre Füße jeden Tag sorgfältig, um Schäden festzustellen. Ist Ihnen dies aus irgendeinem Grund nicht möglich, z.B. wenn Sie schlecht sehen oder sich nicht zu den Füßen herunterbeugen können, sollten Sie jemanden bitten, Ihnen bei der Fußpflege zu helfen.

F Wie pflege ich meine Füße?

Die Übersicht auf S. 137 zeigt, wie Sie Ihre Füße pflegen sollten. Vermeiden Sie es, barfuß zu laufen, insbesondere im Freien oder in einer fremden Umgebung.

F Darf ich meine Fußnägel schneiden?

Nein. Die Übersicht auf S. 137 enthält Hinweise zum Nägelfeilen. Ist das Empfindungsvermögen Ihrer Füße jedoch herabgesetzt, sollten Sie Ihren Arzt befragen, ob Sie Ihre Nägel selber pflegen dürfen. Wenn Sie sich nicht herunterbeugen können, um die Nägel zu feilen, oder die Nägel zu dick sind, sollten Sie Hilfe in Anspruch nehmen.

Ⓕ Welche Art Schuhe soll ich tragen?

Tragen Sie möglichst keine engen Schuhe, Socken oder Strümpfe. Auch hohe Absätze oder spitze Schuhe sollten Sie nicht täglich tragen – die Schuhe dürfen nicht scheuern oder drücken. Kontrollieren Sie Ihre Schuhe und Sohlen auf spitze Gegenstände in der Sohle.

Ⓕ Was mache ich, wenn ich eine Blase habe?

Lassen Sie Blasen in Ruhe. Sie sollten sie weder aufstechen noch ausdrücken. Geht die Blase auf, bedecken Sie sie mit Mull und einem Pflaster und kontrollieren Sie, ob die Stelle gut verheilt. Heilt die Blase nicht ab, sollten Sie zum Arzt gehen.

Ⓕ Muss ich beim Wandern besondere Vorkehrungen treffen?

Kaufen Sie sich ein Paar hochwertiger Wanderschuhe, die Ihren Füßen guten Halt bieten. Lederschuhe sind ideal, da sich das Leder Ihrer Fußform anpasst. Kontrollieren Sie Ihre Füße vor und nach der Wanderung, und nehmen Sie Pflaster mit für den Fall, dass Sie eine Blase bekommen.

Ⓕ Wann muss ich mich bei Fußverletzungen an den Arzt wenden?

Sie sollten nur die leichtesten Verletzungen selbst behandeln, ansonsten immer einen Arzt aufsuchen. Fußpilz können Sie selbst mit einer Salbe oder Puder behandeln, doch für die folgenden Beschwerden sollten Sie einen Arzt aufsuchen: Hühneraugen, eingewachsene Fußnägel, Hornhaut oder rissige Haut, nicht heilende Wunden, blaue Flecken oder verfärbte Stellen sowie Empfindungsstörungen an den Füßen.

Ⓕ Kann ich eine Wärmflasche auf meine Füße legen?

Sie sollten Ihre Füße keiner direkten Wärmequelle wie Wärmeflaschen oder Heizkörpern aussetzen, da Sie sich verbrennen könnten. Wenn Sie nachts kalte Füße bekommen, ziehen Sie ein paar bequeme Socken an.

TÄGLICHE FUSSPFLEGE

Durch sorgfältige Pflege können Sie dazu beitragen, dass Ihre Füße gesund bleiben. Versorgen Sie Ihre Füße jeden Tag nach dem folgenden Schema und überprüfen Sie sie täglich auf Verletzungen und andere Auffälligkeiten.

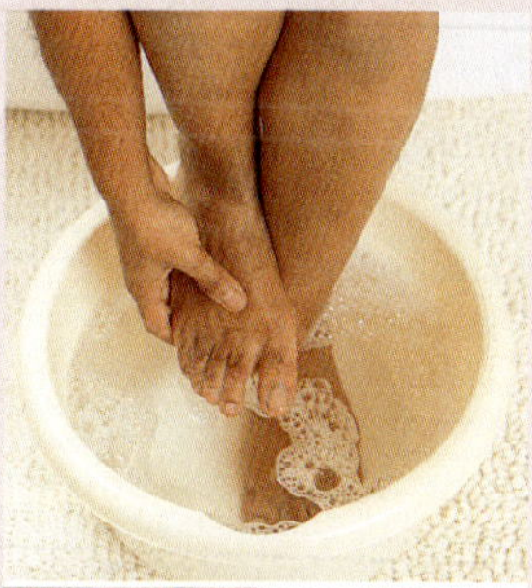

① Baden Sie Ihre Füße mit einer milden Seife in warmem Wasser. Die Füße sollten nicht länger als 10 Minuten im Wasser bleiben, da andernfalls die Haut austrocknet.

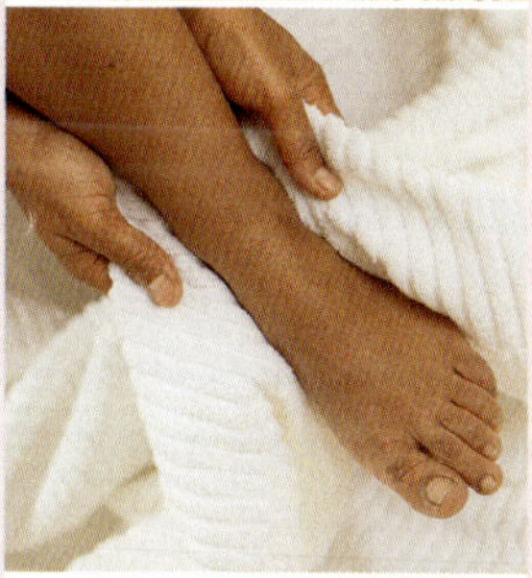

② Trocknen Sie Ihre Füße sorgfältig ab, insbesondere die Zehenzwischenräume. Suchen Sie die Haut nach Auffälligkeiten auf dem Fußrücken und an der Fußsohle ab, wie Druckstellen, Rötungen, kleinen Schnitten, Schwielen oder Hornhaut. Feilen Sie die Nägel bei Bedarf in Form. Gehen Sie nicht mit spitzen Gegenständen unter den Nagel.

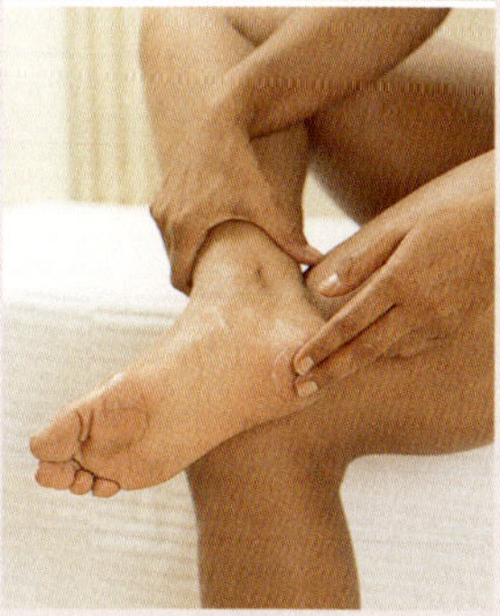

③ Cremen Sie die Füße mit einer parfümfreien Feuchtigkeitscreme ein. Vergessen Sie dabei nicht die Zehenzwischenräume und die Hornhaut an der Sohle.

Stress und Diabetes

F **Ich bin manchmal reizbar – ist das stressbedingt?**

Vorübergehende Reizbarkeit ist normal. Sind Sie jedoch die meiste Zeit über reizbar, leiden Sie eventuell unter Stress. Stress macht sich durch ständige Gereiztheit und Verärgerung bemerkbar; Sie fühlen sich unter Druck, und es fällt Ihnen schwer, Entscheidungen zu treffen. Versuchen Sie herauszufinden, was bei Ihnen Stress verursacht, und suchen Sie nach Möglichkeiten, damit umzugehen. Der Aktionsplan auf S. 141 kann Ihnen dabei helfen.

F **Auf welche Anzeichen für Stress soll ich achten?**

Stress wirkt sich individuell unterschiedlich aus. Manche Menschen zeigen körperliche Symptome, wie Spannungskopfschmerz, Migräne, Verdauungsprobleme oder Schlafstörungen. Ihr Appetit kann zu- oder abnehmen, und Sie haben möglicherweise ein starkes Verlangen nach Koffein, Alkohol oder zuckerhaltigen Snacks.

F **Kann Stress Diabetes verursachen?**

Bei Stress, Unwohlsein oder einem Schock schüttet der Körper Hormone aus, die die Wirksamkeit des Insulins beeinträchtigen und zu einem Anstieg des Blutzuckerspiegels führen. Produziert die Bauchspeicheldrüse ohnehin nur noch wenig Insulin, kann Stress der Auslöser sein, dass der Blutzuckerspiegel noch weiter ansteigt und Diabetes bei Ihnen diagnostiziert wird. Stress bringt einen verdeckten Diabetes ans Tageslicht.

F **Wie wirkt sich Stress auf Diabetes aus?**

Stresshormone können dazu führen, dass der Blutzuckerspiegel steigt. Wenn Stress regelmäßig den Blutzuckerspiegel erhöht, sollten Sie die Dosis Ihrer Medikamente anpassen. Fragen Sie Ihren Arzt.

F Was kann ich gegen Stress unternehmen?

Auf lange Sicht wirken Entspannungstechniken besser als kurzfristige Mittel gegen den Stress, wie z.B. Zigaretten, Kaffee, Alkohol oder Essen. Haben Sie jedoch keine Möglichkeit, sich zu entspannen, sollten Sie Freunde oder Verwandte um Hilfe und Unterstützung bitten. Der Vier-Punkte-Aktionsplan auf S. 141 enthält Anregungen zum Umgang mit Stress.

F Kann körperliche Betätigung Stress abbauen?

Ja. Durch die Bewegung werden im Körper Endorphine und Serotonin ausgeschüttet, die als Botenstoffe im Gehirn für Wohlbefinden und eine ausgeglichene Stimmung sorgen. Dank regelmäßiger Bewegung fühlen Sie sich rundum besser. Ihr Körper funktioniert effektiver und Ihr Selbstwertgefühl steigt. Auf S. 78–97 finden Sie Hinweise, wie Sie sich mehr bewegen und aktiv bleiben können.

F Wie helfen Entspannungsübungen bei Stress?

Spontan eingesetzte Mittel gegen Stress, wie Alkohol, Kaffee, Zigaretten oder Süßigkeiten, helfen nur vorübergehend. Mit Stressbewältigungsübungen können Sie lernen, langfristig mit Stress umzugehen. Nehmen Sie sich Zeit, zu entspannen, um Dinge in einem neuen Licht zu sehen. Atmen Sie tief durch, machen Sie Dehnübungen oder einen Spaziergang an der frischen Luft, hören Sie Ihre Lieblingsmusik – all dies wird helfen, den Druck abzubauen.

F Wenn ich gestresst bin, fällt es mir schwer, auf meinen Diabetes zu achten. Was soll ich tun?

Bei Stress fällt der Umgang mit den alltäglichen und den diabetesbedingten Pflichten schwerer. Sind Sie gestresst, möchten Sie vielleicht viel oder ungesund essen. Setzen Sie sich Ziele, die Sie realisieren können, z.B. zwei bis drei Portionen Obst und Gemüse am Tag zu essen oder nur eine bestimmte Anzahl von Keksen. Das Gefühl, kleine Ziele erreichen zu können, wird Ihre Motivation stärken.

So bewältigen Sie Stress

Diabetes bleibt ein Leben bestehen. Es ist ganz natürlich, dass Sie manchmal darüber frustriert sind, wie mühsam es ist, auf sich selbst achten zu müssen. Versuchen Sie, Stresssituationen rechtzeitig zu bewältigen. Stressbewältigung führt zu einer besseren Einstellung des Blutzuckers, denn unter Stress produziert der Körper Hormone, die die Wirkung von Insulin beeinträchtigen. Daher muss der Blutzuckerspiegel insbesondere in stressigen Situationen gut überwacht werden. Bewegung ist ein gutes Mittel zur Stressbewältigung und senkt gleichzeitig den Blutzuckerspiegel.

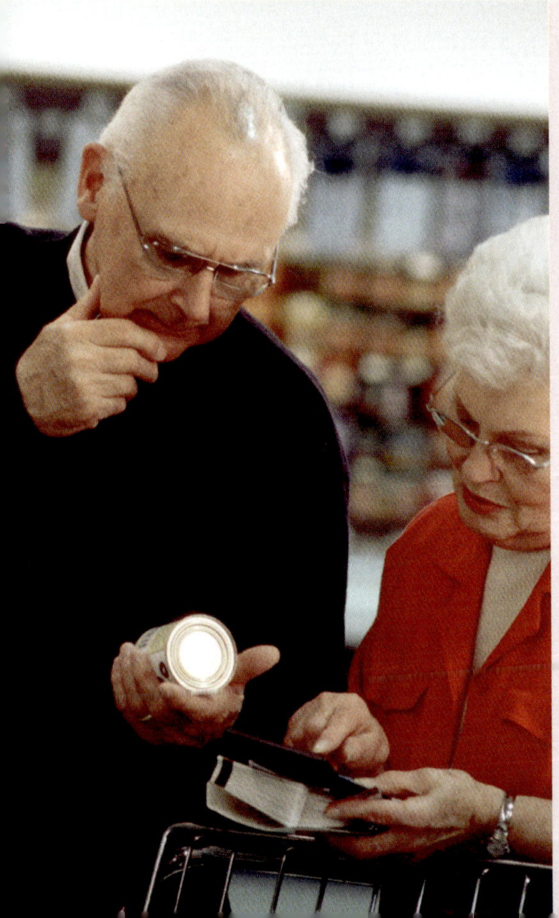

URSACHEN FÜR DIABETES-BEDINGTEN STRESS

Sie bemühen sich, den Diabetes einzustellen, die Blutzuckerwerte bleiben jedoch hoch.

Sie fühlen sich schuldig, weil Sie keine Zeit haben, den Blutzuckerspiegel zu überwachen.

Es fällt Ihnen schwer, Ihre Medikamente zum richtigen Zeitpunkt zu nehmen.

Sie nehmen oft nicht die Nahrungsmittel zu sich, die Sie brauchen.

Es entstehen Konflikte zwischen Ihnen und anderen Menschen über die Art und Weise, wie Sie mit dem Diabetes umgehen.

Sie haben wegen Bewegungsmangel oder Übergewicht Schuldgefühle.

Sie sind Ihrer diabetesbedingten Pflichten überdrüssig.

LERNEN, SICH ZU ENTSPANNEN

Yoga zu praktizieren kann Ihnen effektiv dabei helfen, abzuschalten. Einfache Yoga-Stellungen lassen sich ganz leicht erlernen. Schon nach wenigen Dehn- und Atemübungen werden Sie sich insgesamt ruhiger fühlen.

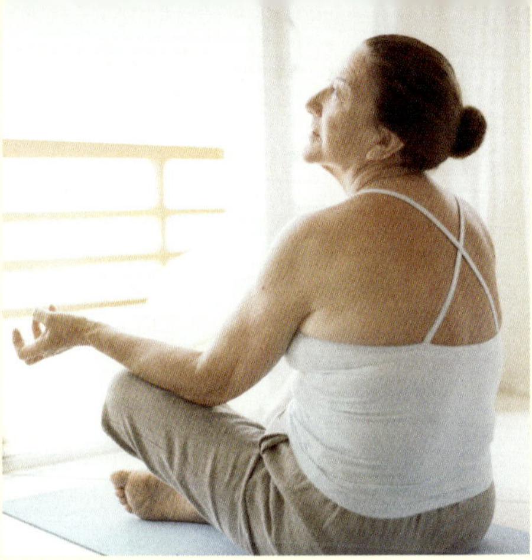

AKTIONSPLAN GEGEN DIABETESBEDINGTEN STRESS

Wenn Sie das Gefühl haben, dass der Stress im Umgang mit Diabetes überhand nimmt, kann Ihnen der folgende Vier-Punkte-Aktionsplan helfen. Notieren Sie Ihre Fortschritte und belohnen Sie sich für Ihre Erfolge. Wenn Sie mit dem Plan nicht zurechtkommen, ändern Sie ihn ab.

① In welchen Lebenssituationen kommt es zu Stress?

Finden Sie heraus, zu welchen Zeiten Ihnen der Umgang mit Diabetes besonders schwer fällt. Versuchen Sie, stressige Situationen so genau wie möglich zu beschreiben.

② Was fühlen Sie dabei?

Überlegen Sie, welche Gefühle Sie in Stresssituationen haben, und schreiben Sie sie auf. Gestehen Sie sich Ärger, Wut oder Furcht in Bezug auf gewisse Aspekte des Diabetes ein – damit ist der erste Schritt zur Bewältigung der Probleme getan.

③ Welche Möglichkeiten haben Sie?

Überlegen Sie, wie Sie mit dem Diabetes umgehen möchten und welche Schritte dazu notwendig sind. Haben Sie z.B. das Gefühl, dass Sie den Blutzucker nicht oft genug messen, suchen Sie nach Möglichkeiten, die Tests öfter durchzuführen.

④ Was werden Sie tun?

Erstellen Sie von Woche zu Woche einen Plan und setzen Sie sich Ziele mit präzisen Zeitvorgaben. Führen Sie Ihren Aktionsplan immer mit sich, um diese Ziele nicht zu vergessen.

Wenn Sie krank sind

F Bin ich als Diabetiker anfälliger für Infektionen?

Als Diabetiker sind Sie nicht automatisch anfälliger für Krankheiten. Ein ständig erhöhter Blutzuckerspiegel, z.B. über 180 mg/dl, kann jedoch zu einem erhöhten Infektionsrisiko führen, da sich Bakterien und Viren bei diesen Werten schnell vermehren.

F Wie wirkt sich eine Erkältung oder ein grippaler Infekt auf meinen Blutzuckerspiegel aus?

Bei einem Infekt steigt der Blutzuckerspiegel. Der Körper setzt bei Krankheit u.a. mehr Glukose frei und produziert Stresshormone wie Adrenalin und Cortisol. Diese Hormone reduzieren die Wirkung des körpereigenen oder injizierten Insulins und beeinträchtigen dadurch die Einstellung des Blutzuckers. Selbst wenn Sie keine Nahrung zu sich nehmen, wird Ihr Blutzuckerspiegel steigen.

F Was muss ich tun, wenn ich krank bin?

Messen Sie Ihren Blutzuckerspiegel mindestens alle vier Stunden, um festzustellen, ob er über 180 mg/dl liegt. Wenn ja, müssen Sie Ihre Medikamente anpassen. Fühlen Sie sich zu krank, um die Messungen durchzuführen, oder sind Sie nicht sicher, was Sie tun sollen, wenden Sie sich an Ihren Arzt.

F Wie soll ich essen und trinken, wenn ich krank bin?

Versuchen Sie, weiter zu essen und zu trinken. Sie brauchen Nahrung und Flüssigkeit, um die Krankheit zu bekämpfen, eine Austrocknung des Körpers zu verhindern und das Fieber zu senken. Trinken Sie täglich mindestens zwei Liter zuckerfreie Flüssigkeit, um einer Austrocknung vorzubeugen. Wenn Sie nichts bei sich behalten können, setzen Sie sich so schnell wie möglich mit Ihrem Arzt in Verbindung.

Ⓕ Soll ich im Krankheitsfall meine Tabletten nehmen, selbst wenn ich nichts essen kann?

Ja, auch wenn Sie nichts essen, produziert der Körper Glukose. Bei Krankheit setzt er sogar mehr Glukose frei. Sie müssen Ihre Tabletten oder Ihr Insulin weiter nehmen und möglicherweise sogar vorübergehend die Dosis erhöhen, um den Blutzuckerspiegel einzustellen. Sobald Sie gesund sind, können Sie die Dosis wieder reduzieren. Nehmen Sie auch bei längerer Krankheit Ihre Medikamente, um den Blutzucker im empfohlenen Bereich zu halten und dadurch diabetische Spätfolgen zu vermeiden.

Ⓕ Wenn ich krank bin, nehme ich normalerweise Medikamente gegen Husten und Grippe. Kann ich das auch weiterhin?

Sie können rezeptfreie Medikamente auch bei Diabetes ohne Bedenken nehmen. Selbst zuckerhaltige Medikamente wie Hustensaft beeinflussen den Blutzuckerspiegel nicht nennenswert, da Sie nur eine kleine Dosis auf einmal nehmen. Fragen Sie in Ihrer Apotheke trotzdem nach Produkten, die wenig Zucker enthalten.

Ⓕ Wie wirken sich Durchfall und Erbrechen auf den Blutzucker aus?

Selbst wenn Erbrechen und Durchfall schnell abklingen, können sie die Einstellung des Diabetes empfindlich stören. Die größte Gefahr besteht darin, dass Ihr Blutzuckerspiegel stark ansteigt und der Körper austrocknet. Sie sollten daher Ihren Blutzuckerspiegel häufig messen, oder jemanden bitten, dies für Sie zu tun, wenn Sie zu schwach sind. Auf diese Weise erkennen Sie, ob Ihr Blutzuckerspiegel richtig eingestellt ist, und können sich im Notfall an einen Arzt wenden.

Ⓕ Stimmt es, dass starke Austrocknung zum Koma führen kann?

Extrem starke Austrocknung kann zum so genannten hyperosmolaren Koma führen. Wenn Sie Ihre Tabletten nicht nehmen oder keine Flüssigkeit bei sich behalten können, sollten Sie sich sofort an Ihren Arzt oder das Krankenhaus wenden.

Tabletten bei chronischen Erkrankungen

F Ich nehme Tabletten gegen Bluthochdruck. Hat das Auswirkungen auf die Einstellung meines Blutzuckerspiegels?

Bestimmte Medikamente zur Senkung des Blutdrucks, z.B. Thiaziddiuretika wie Bendroflumethiazid und Betarezeptorenblocker wie Propranolol, können den Blutzuckerspiegel verändern. Zur Behandlung des Bluthochdrucks sind vielleicht zwei oder drei verschiedene Präparate erforderlich. Sie müssen die verschriebenen Medikamente nehmen, auch wenn sie sich auf Ihren Blutzuckerspiegel auswirken, da eine Senkung des Blutdrucks zur Vermeidung von Spätfolgen genauso relevant ist wie eine gute Diabeteseinstellung. Weisen Sie den jeweils behandelnden Arzt oder den Apotheker auf Ihren Diabetes hin.

F Beeinflusst Kortison den Blutzuckerspiegel?

Kortisontabletten oder -spritzen erhöhen den Blutzuckerspiegel, indem sie die Wirkung des Insulins herabsetzen. Selbst wenn Sie Kortison nur für kurze Zeit nehmen, müssen Sie wahrscheinlich die Dosis Ihrer Tabletten oder Ihres Insulins erhöhen. Fragen Sie Ihren Arzt. Kortison wird gegen Entzündungen, beispielsweise bei Morbus Crohn, Colitis ulcerosa oder Rheuma, oder bei chronischen Lungenerkrankungen, wie Asthma, verschrieben.

F Die Blutdruckmittel beeinträchtigen meinen Blutzuckerspiegel, doch der Arzt sagt, ich brauche sie. Was soll ich tun?

Für eine Vermeidung der diabetischen Spätfolgen ist die Einstellung des Blutdrucks genauso wichtig wie die Kontrolle des Blutzuckerspiegels. Wenn Ihre Tabletten gegen Bluthochdruck gut wirken, sollten Sie mit Ihrem Arzt besprechen, wie Sie durch eine Veränderung der Ernährung oder durch mehr Bewegung den Blutzuckerspiegel einstellen können, oder ob eine Anpassung der Medikamente möglich ist.

Im Krankenhaus

F Bei mir steht eine Operation an, ohne Zusammenhang mit Diabetes. Soll ich meine Medikamente wie gewohnt nehmen?

Wenn Sie vor der Operation nichts essen oder trinken dürfen, sollten Sie die Dosis Ihrer Tabletten oder Ihres Insulins reduzieren, bevor Sie ins Krankenhaus gehen. Sprechen Sie darüber mit Ihrem Arzt. Im Krankenhaus übernimmt das Pflegepersonal Ihre Diabetesbehandlung vor und nach der Operation. Bleiben Sie länger im Krankenhaus, können Sie sich um die Messung Ihres Blutzuckerspiegels und um die Medikamente selbst kümmern.

F Wozu dienen Glukosetropf und Insulininfusion?

Tropf und Infusion dienen dazu, Ihren Blutzucker einzustellen für den Fall, dass Sie nichts essen dürfen, z.B. wegen einer Operation. Insulininfusion und Glukosetropf werden dann in die Vene eingeführt. Wie viel Insulin in die Blutbahn abgegeben wird, richtet sich nach der Höhe des Blutzuckers, der stündlich gemessen wird. Sobald Sie wieder normal essen können, werden Glukosetropf und Insulininfusion entfernt und Sie nehmen wieder Ihre Tabletten bzw. Ihr Insulin.

F Soll ich nach meiner Entlassung aus dem Krankenhaus meine gewohnte Diabetesbehandlung wieder aufnehmen?

Während Ihres Krankenhausaufenthalts wurde möglicherweise Ihre Diabetesbehandlung wegen Ihrer Krankheit oder der Operation umgestellt. Fragen Sie vor der Entlassung Ihren Arzt, ob die Behandlung umgestellt wurde und mit welchen Auswirkungen Sie zu rechnen haben. Wenn Sie sich im Krankenhaus viel weniger bewegt haben als üblich und wenn Sie insulinstimulierende Tabletten oder Insulin nehmen, besteht die Gefahr einer Unterzuckerung, sobald Sie zu Hause Ihre gewohnten Tätigkeiten wieder aufnehmen und die veränderte Dosis beibehalten.

Die Gesundheit der Frau

F **Können sich meine Hormone auf den Blutzuckerspiegel auswirken?**

Ja. Während des Zyklus steigt und sinkt die Konzentration an Östrogen und Progesteron im Körper. Diese Schwankungen wirken sich auch auf den Blutzuckerspiegel aus, da die Insulinproduktion des Körpers eventuell nicht dem schwankenden Hormonspiegel entspricht.

F **Mein Blutzuckerspiegel schwankt immer kurz vor meiner Periode. Was kann ich dagegen tun?**

Wenn Ihr Blutzuckerspiegel direkt vor der Periode steigt, können Sie mehr Sport treiben, weniger Kohlenhydrate essen oder die Medikamentendosis in den Tagen vor dem Einsetzen der Blutung erhöhen. Wenn Ihr Blutzuckerspiegel eher niedriger ist als sonst und Sie zu Unterzuckerung neigen, sollten Sie den Blutzucker verstärkt kontrollieren und entsprechend mehr Kohlenhydrate essen oder die Dosis Ihrer Medikamente verringern und für den Notfall etwas gegen Unterzuckerung bei sich haben.

F **Kann ich bei Diabetes Typ 2 die Anti-Baby-Pille nehmen?**

Ja. Manchmal führt die Pille zu einem geringfügigen Anstieg des Blutzuckerspiegels, dem Sie durch Anpassung Ihrer Diabetesbehandlung entgegenwirken können.

F **Ich bin in den Wechseljahren. Meine Blutzuckerwerte schwanken stark. Woran liegt das, und was kann ich dagegen tun?**

Die hormonellen Schwankungen während der Wechseljahre können sich auf Ihren Blutzuckerspiegel auswirken. Manchmal erkennen Sie einen veränderten Hormonspiegel daran, dass sich Ihre Blutzuckerwerte verändert haben, und manchmal ähneln die Symptome der Wechseljahre denen, die bei einem hohen oder niedrigen Blutzuckerspiegel auftreten. Messen Sie daher häufig Ihren Blutzuckerspiegel und notieren Sie die Ergebnisse, um bei Bedarf die Medikamente anpassen zu können.

Ⓕ Kann ich als Diabetikerin eine Hormonersatztherapie machen?

Der Diabetes steht einer kurzfristigen Hormonersatztherapie zur Reduzierung der wechseljahresbedingten Symptome nicht im Weg. Da die Hormonersatztherapie jedoch ein erhöhtes Risikos für Herzkrankheiten birgt, sollte sie nur vorübergehend sein. Bei bestimmten Krebskrankheiten eignet sich die Hormonersatztherapie nicht.

Ⓕ Warum bekomme ich ständig Blasenentzündungen und Pilzinfektionen?

Blasenentzündungen und Pilzinfektionen der Scheide treten häufiger auf, wenn der Blutzuckerspiegel regelmäßig zu hoch ist. Bakterien und Pilze können sich bei erhöhtem Blutzuckerspiegel stark vermehren und sollten mit Antibiotika oder Salben gegen Pilzerkrankungen behandelt werden. Auch eine autonome Neuropathie (siehe S. 199) kann sich auf die Blase auswirken und ein Auftreten von Blasenentzündungen begünstigen.

Ⓕ Kann ich als Diabetikerin schwanger werden?

Ja. Diabetes beeinträchtigt die Fruchtbarkeit nicht. Eine Schwangerschaft bedarf jedoch sorgfältiger Planung. Wahrscheinlich müssen Sie die Behandlung auf Insulin umstellen. Lassen Sie Nieren und Augen überprüfen. Darüber hinaus sollten Sie Folsäure einnehmen und eine spezielle Diabetesberatung in Anspruch nehmen. Informieren Sie bei einer ungeplanten Schwangerschaft Ihren Arzt.

Ⓕ Kann ich während der Schwangerschaft meine gewohnten Diabetestabletten nehmen?

Wenn Sie feststellen, dass Sie schwanger sind, können Sie Metformin (siehe S. 158) vorübergehend weiter nehmen, doch andere Tabletten für Diabetes Typ 2 eignen sich nicht während der Schwangerschaft und Stillzeit. Ihr Blutzuckerspiegel wird in der Schwangerschaft steigen und Ihr Arzt wird Ihnen Insulininjektionen empfehlen, wenn Sie zur Einstellung des Blutzuckerspiegels auf Medikamente angewiesen sind.

Mythos »Es ist schwierig, als Diabetikerin schwanger zu werden«

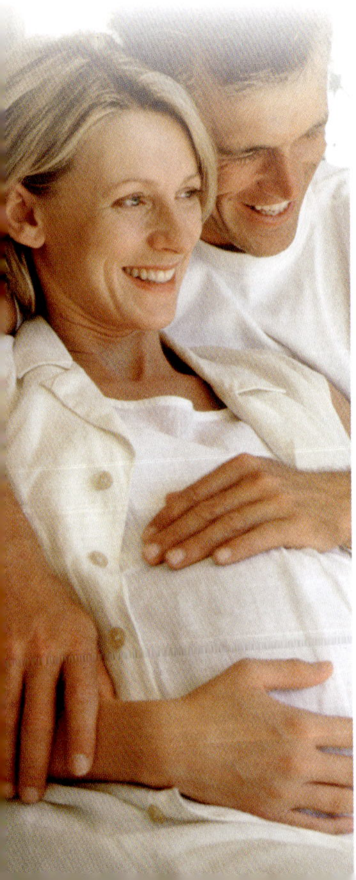

Wahrheit Diabetes Typ 2 beeinträchtigt die Fruchtbarkeit nicht. Die Wahrscheinlichkeit, schwanger zu werden, ist bei Ihnen genauso hoch wie bei gesunden Frauen vor der Menopause. Ist Ihr Blutzuckerspiegel zur Zeit der Empfängnis jedoch regelmäßig zu hoch, besteht eine Gefahr für Ihre Gesundheit und die Gesundheit des Ungeborenen. Wenn Sie sich ein Kind wünschen, sollten Sie vorher Blutzuckerspiegel, Blutdruck und Cholesterinspiegel regelmäßig messen, um die Risiken zu verringern.

F Wie behandle ich meinen Diabetes in der Schwangerschaft?

Vor dem Essen sollte der Blutzucker 72–108 mg/dl und zwei Stunden danach zwischen 72–126 mg/dl betragen. Der HbA1c-Wert sollte bei 6,5% oder darunter liegen. Mit fortschreitender Schwangerschaft werden Sie die Insulindosis erhöhen und regelmäßig Ihren Arzt aufsuchen müssen. Geben Sie ggf. das Rauchen auf.

F Sind während der Schwangerschaft spezielle Tests notwendig?

Ja, alle 1–2 Monate sollte ein HbA1c-Test durchgeführt werden, der Blutdruck wird bei jedem Arztbesuch gemessen. Die Augen werden mindestens alle drei Monate auf Retinopathie (siehe S. 184–185) untersucht und alle Medikamente überprüft. Wachstum und Entwicklung des Babys werden durch besondere Ultraschalluntersuchungen überwacht.

F Wie wirken sich die Wehen auf Diabetes aus?

Wenn die Wehen normal verlaufen, können Sie den Blutzucker selber messen und sich Insulin verabreichen. Wenn Sie für den Fall eines Kaiserschnitts unter Narkose nüchtern bleiben müssen, bekommen Sie höchstwahrscheinlich einen Glukosetropf und eine Insulininfusion (siehe S. 145), damit Ihr Blutzuckerspiegel im empfohlenen Bereich bleibt.

F Kann ich bei Diabetes stillen?

Ja, allerdings besteht eine größere Gefahr für Unterzuckerung, wenn Sie Insulin nehmen. Sie sollten aus diesem Grund entweder die Insulindosis reduzieren oder eine erhöhte Menge an Kohlenhydrate zu sich nehmen. Halten Sie beim Stillen eine Notration gegen Unterzuckerung oder einen Snack griffbereit, und nehmen Sie ausreichend zuckerfreie Flüssigkeit zu sich. Diabetestabletten dürfen in der Stillzeit nicht genommen werden.

Sich um einen Diabetiker kümmern

Ⓕ **Mein Partner ist Diabetiker. Welchen Einfluss hat das auf unsere Beziehung?**

Möglicherweise möchte Ihr Partner, dass Sie sich an der Diabetesbehandlung beteiligen, oder aber er will lieber allein zurechtkommen. Fragen Sie Ihren Partner, welche Art Unterstützung er erwartet. Sie sollten auf jeden Fall wissen, was im Fall einer Unterzuckerung zu tun ist (wenn Ihr Partner Insulin oder insulinstimulierende Tabletten nimmt) oder welche diabetesbezogenen Maßnahmen eine schwer wiegende Krankheit erfordert.

Ⓕ **Meine Eltern leben im Altersheim. Es geht ihnen zwar gut, aber ich habe Angst, dass sie unterzuckern könnten. Was kann ich tun, damit ihnen nichts passiert?**

Sprechen Sie mit Ihren Eltern, um herauszufinden, wie gut sie über Unterzuckerung und die damit verbundenen Maßnahmen Bescheid wissen. Wissen sie nicht genau, was im Fall einer Unterzuckerung zu tun ist, sollten Sie Ihnen Informationsmaterial besorgen. Zur Vermeidung von Unterzuckerung reicht es möglicherweise aus, wenn Ihre Eltern regelmäßige Mahlzeiten zu sich nehmen. Kommt es dennoch zu einer Unterzuckerung, sollten sie Notfallrationen zur Hand haben und ihren Blutzuckerspiegel regelmäßig messen. Bei häufiger Unterzuckerung ist eine Anpassung der Medikamente erforderlich.

Ⓕ **Mein Mann ist Diabetiker und herzkrank. Wo bekomme ich Hilfe?**

Einen Kranken rund um die Uhr zu betreuen, kann eine große Belastung darstellen. Versuchen Sie, Hilfe von Verwandten, Freunden, Pflegepersonal oder Sozialarbeitern zu bekommen. Treten Sie eventuell einer Selbsthilfegruppe für Betreuer von kranken Angehörigen bei.

F Unser 18-jähriger Sohn ist Diabetiker und leidet an einer Lernschwäche. Wie können wir ihm helfen?

Ihr Sohn wird möglicherweise einige Pflichten selbst übernehmen wollen; manchmal wird es ihm gelingen, manchmal nicht. Um unnötigen Stress zu vermeiden, sollten Sie ihn nicht zwingen, sich um die diabetesbedingten Pflichten zu kümmern. Auf der anderen Seite ist es für Sie sehr anstrengend, wenn Sie sich um alles selbst kümmern müssen. Ermuntern Sie Ihren Sohn dazu, die Dinge, die er erledigen kann und will, selbst zu tun (und vergessen Sie nicht, ihn zu loben, wenn er etwas gut macht); die Dinge, die ihm Probleme bereiten, sollten Sie erledigen.

F Mein Mann und mein Sohn sind Diabetiker. Mein Sohn ist darüber hinaus fettleibig. Ich bin es leid, jeden Tag drei verschiedene Mahlzeiten zu kochen. Was kann ich tun?

Die Richtlinien einer gesunden Ernährung sind für Sie alle gleich, doch Ihr Geschmack ist wahrscheinlich unterschiedlich. Nehmen Sie den Diabetes zum Anlass, zu besprechen, was jeder von Ihnen gerne isst und wie sich die einzelnen Vorlieben kombinieren lassen. Wenn Ihr Sohn abnehmen muss, Ihr Mann jedoch nicht, können Sie die Größe der Portionen so verändern, dass Ihr Sohn weniger Kalorien zu sich nimmt als Ihr Mann. Auf S. 72–73 finden Sie weitere Informationen zum Kaloriengehalt der Nahrung.

F Ich habe eine Tochter im Teenageralter, bei der gerade Diabetes festgestellt wurde, doch sie will es nicht wahrhaben. Was kann ich tun?

Ihre Tochter wird sich mit ihrer Krankheit wahrscheinlich nicht so schnell abfinden und mit Wut oder Depressionen reagieren. Wenn sie übergewichtig ist, hat sie zudem möglicherweise Komplexe wegen ihrer Figur. Geben Sie Ihrer Tochter emotionale Unterstützung, doch bestehen Sie gleichzeitig auf einem gewissenhaften Umgang mit ihrem Diabetes. Wenn es Ihnen schwer fällt, mit Ihrer Tochter zu sprechen, sollte sie mit einem anderen Familienmitglied, einem Freund oder einem Psychologen reden.

Mit einem Diabetiker zusammenleben

Ⓕ **Bei meinem Kind wurde Diabetes Typ 2 festgestellt. Wie werde ich damit fertig?**

Wenn bei Ihrem Kind Diabetes festgestellt wird, kann das ganz unterschiedliche Gefühle in Ihnen auslösen. Sie werden mit Wut, Bestürzung, Schuldgefühlen, Hilflosigkeit oder Angst reagieren. Ihr Arzt oder der Deutsche Diabetiker Bund können Ihnen sagen, ob es vor Ort Selbsthilfegruppen gibt, und Ihnen helfen, Kontakte zu anderen Betroffenen herzustellen. Informieren Sie sich regelmäßig über die Krankheit.

Ⓕ **Meine Tochter leidet an Diabetes Typ 2. Wie sorge ich am besten für sie?**

Unterstützen Sie Ihre Tochter dabei, sich gesund zu ernähren, sich viel zu bewegen und abzunehmen. Die diabetesbedingten Pflichten sind bei Kindern die gleichen wie bei Erwachsenen; dazu gehören Blutzuckermessungen, die vorschriftsmäßige Einnahme der Medikamente und regelmäßige Arztbesuche. Ihr Arzt kann Sie beraten, wie Ihr Kind in der Schule oder bei Abwesenheit von zu Hause mit Diabetes umgehen soll.

Ⓕ **Meine 85-jährige Mutter lebt bei mir. Gerade wurde bei ihr Diabetes diagnostiziert. Was kommt auf mich zu?**

Ihre Mutter hat eventuell Symptome wie verschwommenes Sehen, starken Durst oder häufiges Wasserlassen. Eventuell müssen Sie ihr dabei helfen, bestimmte Dinge zu lesen, etwas zu trinken zu holen oder zur Toilette zu gehen. Sobald der Blutzuckerspiegel wieder sinkt, lassen die Symptome nach, aber sie muss den Blutzuckerspiegel messen und Tabletten nehmen. Sie können ihr dabei helfen, regelmäßig gesund zu essen.

Ⓕ Ich habe den Eindruck, dass mein Mann sich nicht ausreichend um seinen Diabetes kümmert. Darf ich mich einmischen?

Versuchen Sie zunächst herauszufinden, ob Ihr Mann das Gefühl hat, sich ausreichend um seinen Diabetes zu kümmern. Hören Sie ihm gut zu. Informieren Sie sich über Diabetes, um herauszufinden, welche Aspekte für Ihren Mann relevant werden könnten. Auf lange Sicht werden Sie mehr Erfolg haben, wenn Sie ihm dabei helfen, seine eigenen Lösungen zu finden, als wenn Sie ihm Ratschläge erteilen. Kritik wird er Ihnen möglicherweise übel nehmen, was eine objektive Diskussion über seine Erkrankung erschwert.

Ⓕ Ich fürchte, ich werde nicht damit fertig werden, wenn es bei meiner Freundin zu Spätfolgen kommen sollte. Was kann ich tun?

Informieren Sie sich zusammen mit Ihrer Freundin darüber, welche diabetischen Spätfolgen es gibt, wodurch sie entstehen und wie man sie vermeiden kann. Ihre Freundin kann im Alltag viel für ihre Gesundheit tun. Wenn es ihr recht ist, können Sie sie zur jährlichen Kontrolluntersuchung begleiten (siehe S. 120–121) und den Arzt zu Themen befragen, die Sie beunruhigen. Kommt es bei Ihrer Freundin zu Spätfolgen, sollten Sie sie unterstützen, indem Sie herausfinden, welche Behandlung nötig ist und wie sie mit ihrem Diabetes umgehen sollte.

Ⓕ Ich sorge mich ständig, ob mein Partner seine Blutzuckermessungen und Injektionen durchführt. Wie kann ich besser damit umgehen?

Es ist normal, wenn Sie sich um einen Menschen sorgen, der Ihnen nahe steht. Versuchen Sie, mit Ihrem Partner über Ihre Bedenken zu reden, aber vermeiden Sie dabei, ihm Vorwürfe zu machen oder ihn zu kritisieren. Auf diese Weise können Sie zu gemeinsamen Lösungen finden. Fragen Sie ihn, ob Sie ihn an seine Blutzuckermessungen und Injektionen erinnern sollen oder ob er sich dabei eher kontrolliert vorkommt. Auf S. 38–41 finden Sie weitere Hinweise zu den emotionalen Aspekten von Diabetes.

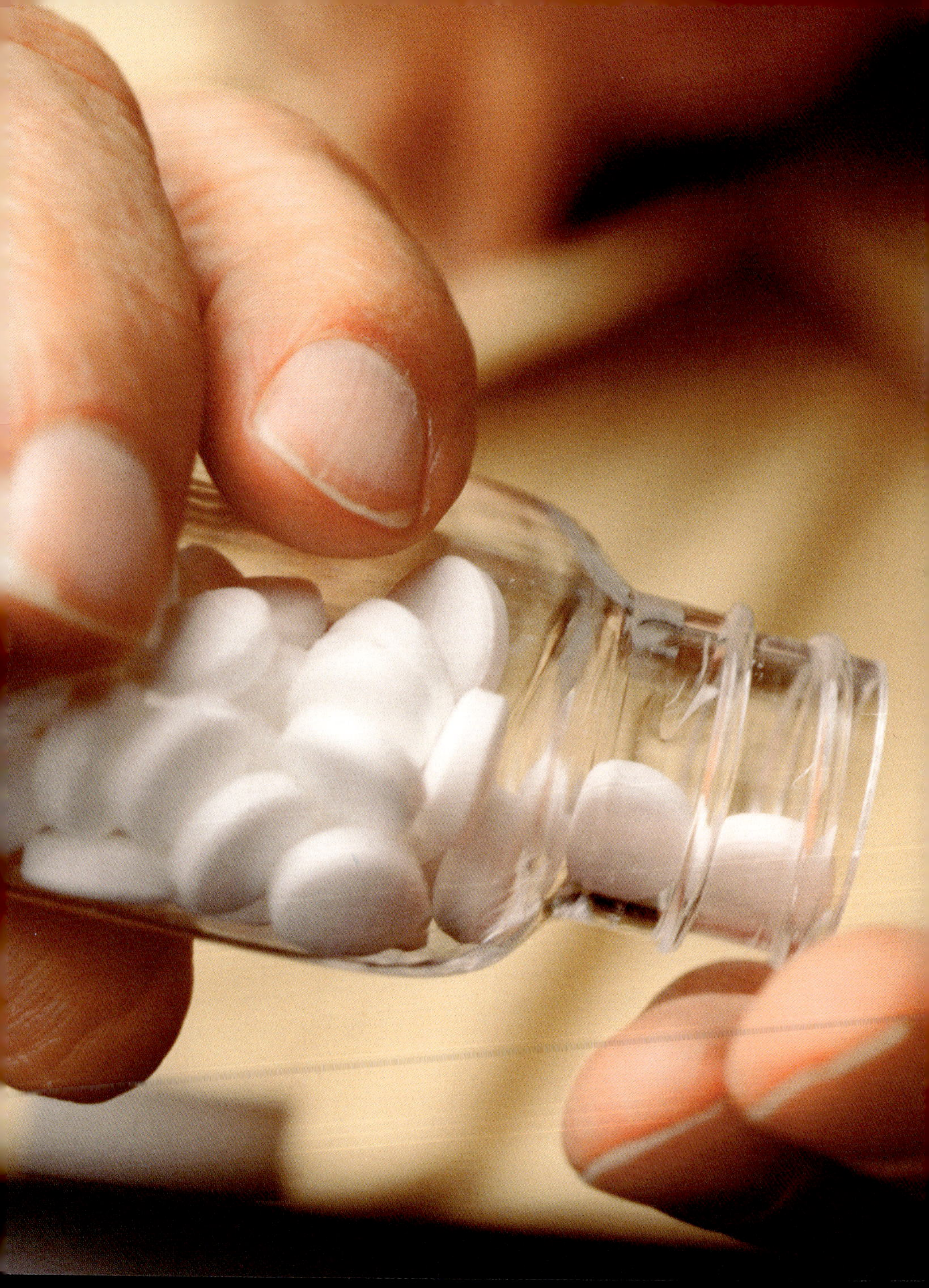

Medikamente

Zur Einstellung Ihres Blutzuckerspiegels müssen Sie wahrscheinlich Medikamente nehmen, entweder Tabletten zur Senkung des Blutzuckerspiegels oder Insulininjektionen. Um dem Risiko für Herz-Kreislauf-Erkrankungen wie Herzinfarkt oder Schlaganfall vorzubeugen, müssen Sie eventuell auch Tabletten gegen Bluthochdruck und hohe Blutfettwerte nehmen.

Tabletten nehmen

Ⓕ Ich leide seit drei Jahren an Diabetes und muss jetzt Tabletten zur Senkung des Blutzuckerspiegels nehmen. Liegt das daran, dass ich nicht genug abgenommen habe?

Bei Diabetes Typ 2 sind die Körperzellen resistent gegen die Wirkung von Insulin, und die Bauchspeicheldrüse muss verstärkt Insulin herstellen. Irgendwann werden Sie nicht mehr genug Insulin produzieren und müssen zur Einstellung des Blutzuckerspiegels Tabletten nehmen. Wenn Sie abnehmen, vermindern Sie zwar die Insulinresistenz der Körperzellen und können die Einnahme von Tabletten hinauszögern, aber ganz werden Sie dies wahrscheinlich nicht umgehen können.

Ⓕ Handelt es sich bei den Tabletten auch um Insulin?

Nein. In Tablettenform würde Insulin bei der Verdauung zerstört werden und könnte nicht ins Blut gelangen. Daher wird Insulin in Form von Spritzen verabreicht.

Ⓕ Kann Diabetes durch Medikamente geheilt werden?

Nein, Diabetes ist nicht heilbar. Die Medikamente bewirken jedoch, dass der Blutzuckerspiegel im empfohlenen Bereich liegt. Dadurch sind Sie zwar scheinbar geheilt, aber wenn Sie die Tabletten absetzen, wird der Blutzuckerspiegel wieder steigen.

Ⓕ Ich habe den Eindruck, dass mein Arzt mir alle sechs Monate mehr Tabletten zur Senkung des Blutzuckerspiegels verschreibt. Woran liegt das?

Diabetes ist eine fortschreitende Krankheit und ändert sich ständig, da Ihr Körper immer weniger eigenes Insulin produziert. Folglich müssen Dosis und Art der Medikamente den Veränderungen im Körper angepasst werden. Ihr Arzt wird Ihnen die Tabletten- oder Insulindosis verschreiben, die Sie zur Einstellung Ihres Blutzuckerspiegels brauchen, und daher die Behandlung von Zeit zu Zeit verändern.

F Wie viele Tabletten werde ich höchstens brauchen?

Bei Diabetes Typ 2 liegt häufig eine Kombination von Insulinresistenz (die zu erhöhtem Blutzuckerspiegel führt), Bluthochdruck, hohen Blutfettwerten und einem erhöhten Risiko für Herz-Kreislauf-Erkrankungen vor. Zur Behandlung der unterschiedlichen Aspekte von Diabetes sind daher jeweils andere Tabletten notwendig – somit gibt es keine Obergrenze für die Anzahl der Tabletten.

F Kann ich die Dosis meiner glukosesenkenden Tabletten selbst anpassen?

Wenn Sie wissen, wie und wie lange die Tabletten wirken und welche Höchstdosis Sie brauchen, können Sie eventuell die Dosis selbst anpassen. Die ist hilfreich, wenn Sie krank sind oder sich Ihre Lebensgewohnheiten häufig ändern. Regelmäßige Blutzuckermessungen geben Ihnen Auskunft darüber, ob die Änderungen das gewünschte Resultat erzielt haben. Informieren Sie jedoch Ihren Arzt über die von Ihnen vorgenommenen Änderungen.

F Was soll ich tun, wenn ich vergessen habe, eine Tablette zu nehmen?

Wenn Sie es innerhalb einer Stunde bemerken, holen Sie die Einnahme nach. Bemerken Sie es erst bei Einnahme der nächsten Tablette, sollten Sie nur die übliche und nicht die doppelte Dosis nehmen. Vergessen Sie gelegentlich eine Tablette, wird sich dies nicht schädlich auswirken. Wenn Sie die Tabletteneinnahme jedoch häufig vergessen, sollten Sie Wege finden, sich daran zu erinnern.

F Ich muss drei verschiedene Arten von Tabletten nehmen. Wie kann ich sicherstellen, dass ich keine vergesse?

Besorgen Sie sich einen Tablettenbehälter mit Tages- und Tageszeitangabe. Zählen Sie morgens Ihre Tabletten und überprüfen Sie abends, ob Sie alle genommen haben. Legen Sie die Tabletten an einen Ort, der Sie an die Einnahme erinnert, z.B. auf den Nachttisch. Stellen Sie sich den Wecker oder bitten Sie jemanden, Sie zur Einnahmezeit anzurufen oder Sie daran zu erinnern.

TABLETTEN BEI ERHÖHTEM BLUTZUCKERSPIEGEL

Zur Einstellung Ihres Blutzuckerspiegels wird Ihr Arzt Ihnen eines oder mehrere dieser Medikamente verschreiben. Einige Tabletten enthalten zwei der aufgeführten Wirkstoffgruppen in Kombination, wodurch Sie weniger Tabletten einnehmen müssen. Ihr Arzt kann Ihnen sagen, welche Tabletten als Kombinationspräparate erhältlich sind.

WIRKSTOFFGRUPPE	BIGUANIDE
Beispiel	Metformin
Wirkungsweise	Erhöht die Empfindlichkeit der Zellen für Insulin und reduziert die Glukoseproduktion in der Leber.
Dosierung	500 mg und 850 mg. Anfangs wird eine Tablette genommen; die Höchstdosis ist dreimal täglich 1 g. Die Tabletten sollen zum oder nach dem Essen eingenommen werden. Depot-Tabletten müssen einmal täglich genommen werden.
Nebenwirkungen/ weitere Hinweise	Zu den Nebenwirkungen gehören Übelkeit und Durchfall. Das Risiko lässt sich senken, wenn Sie die Tabletten immer zum Essen oder nach dem Essen nehmen und die Dosis allmählich steigern oder Depot-Tabletten nehmen. Bei Nierenproblemen oder schweren Herzerkrankungen sollte Metformin nicht eingenommen werden.

WIRKSTOFFGRUPPE	SULFONYLHARNSTOFFE
Beispiele	Glipizid, Glibenclamid, Glimeperid
Wirkungsweise	Stimulieren die Insulinproduktion.
Dosierung	Ein-, zwei- oder dreimal täglich vor den Mahlzeiten, in Abhängigkeit von der Wirkdauer.
Nebenwirkungen/ weitere Hinweise	Mögliche Nebenwirkungen sind Gewichtszunahme und Unterzuckerung. Durch regelmäßige Mahlzeiten oder Snacks können Sie einer Unterzuckerung vorbeugen. Bei gleichzeitiger Einnahme nichtsteroidaler Antirheumatika, während der Schwangerschaft und Stillzeit oder bei eingeschränkter Nieren- oder Leberfunktion dürfen sie nicht eingenommen werden.

WIRKSTOFFGRUPPE	THIAZOLIDINDIONE (GLITAZONE)
Beispiele	Rosiglitazon, Pioglitazon
Wirkungsweise	Vermindern die Insulinresistenz und wirken sich positiv auf die Blutfettwerte aus, schützen so vor Herzerkrankungen.
Dosierung	Einmal täglich ein bis zwei Tabletten.
Nebenwirkungen/ weitere Hinweise	Mögl. Nebenwirkungen sind Gewichtszunahme und Wassereinlagerung im Körper. Bei Herzinsuffizienz oder eingeschränkter Leberfunktion, während der Schwangerschaft und Stillzeit und bei Einnahme von Entwässerungstabletten nicht geeignet. Die Leberfunktion muss regelmäßig überprüft werden.

WIRKSTOFFGRUPPE	GLINIDE
Beispiele	Repaglinid, Nateglinid
Wirkungsweise	Steigern kurzfristig die Insulinproduktion.
Dosierung	Eine Tablette vor jeder Mahlzeit.
Nebenwirkungen/ weitere Hinweise	Zu möglichen Nebenwirkungen gehören Gewichtszunahme und Unterzuckerung, jedoch in geringerem Maße als bei anderen insulinstimulierenden Mitteln. Nicht geeignet während Schwangerschaft und Stillzeit.

WIRKSTOFFGRUPPE	ALPHAGLUKOSIDASEHEMMER
Beispiele	Acarbose
Wirkungsweise	Verlangsamt die Spaltung von Kohlenhydraten während der Verdauung, sodass Glukose langsamer ins Blut abgegeben wird.
Dosierung	Einmal täglich 25–50 mg mit dem ersten Bissen des Abendessens. Die Dosis wird alle 2–3 Wochen langsam gesteigert, bis zu einer Höchstdosis von dreimal täglich 200 mg zu den Mahlzeiten.
Nebenwirkungen/ weitere Hinweise	Zu den Nebenwirkungen gehören Blähungen und Durchfall. Das Mittel eignet sich nicht während Schwangerschaft und Stillzeit.

TABLETTEN GEGEN BLUTHOCHDRUCK

Zur Einstellung des Blutdrucks müssen Sie wahrscheinlich verschiedene Tabletten nehmen. Mögliche Nebenwirkungen lassen sich vermindern, wenn Sie kleine Dosen mehrerer Tabletten kombinieren. Bei Beginn der Therapie sollten Sie abends eine kleine Dosis nehmen, damit Ihr Blutdruck nicht abfällt, wenn Sie morgens aufstehen. Die Dosis wird langsam gesteigert, bis Ihr Blutdruck gut eingestellt ist.

WIRKSTOFFGRUPPE	ACE- (ANGIOTENSIN-CONVERTING-ENZYM) HEMMER
Beispiele	Lisinopril, Captopril, Enalapril, Perindopril, Ramipril
Wirkungsweise	Die Tabletten vermindern den Gefäßwiderstand der Blutgefäße und senken dadurch den Blutdruck. Zusätzlich senken sie den Druck auf das Filtersystem der Nieren. Im Frühstadium einer Nephropathie verhindern sie weitere Schäden.
Nebenwirkungen/ weitere Hinweise	Die wichtigste Nebenwirkung ist trockener Husten. Sie sollten während der Schwangerschaft und Stillzeit nicht genommen werden, ebenfalls nicht bei autonomer Neuropathie oder wenn Sie entwässernde Medikamente nehmen.

WIRKSTOFFGRUPPE	ANGIOTENSIN-II-REZEPTORANTAGONISTEN
Beispiele	Losartan, Irbesartan, Valsartan, Candesartan
Wirkungsweise	Entkrampfen die Blutgefäße, senken den Blutdruck und den Druck des Bluts, das durch die Nieren fließt.
Nebenwirkungen/ weitere Hinweise	Die Tabletten können als Alternative zu ACE-Hemmern verschrieben werden, wenn diese zu trockenem Husten führen.

WIRKSTOFFGRUPPE	ALPHA-1-REZEPTORENBLOCKER
Beispiele	Doxazosin, Prazosin, Terazosin
Wirkungsweise	Erweitern die Blutgefäße und erleichtern den Blutdurchfluss. Senken die Blutfettwerte und die Insulinresistenz.
Nebenwirkungen/ weitere Hinweise	Mögliche Nebenwirkungen sind eine verstopfte Nase oder niedriger Blutdruck beim Stehen.

WIRKSTOFFGRUPPE	BETAREZEPTORENBLOCKER
Beispiele	Atenolol, Metoprolol, Propranolol
Wirkungsweise	Sie hemmen die Wirkung von Adrenalin (ein Hormon, das eine Verengung der Blutgefäße bewirkt). Manche Betarezeptorenblocker wirken direkt aufs Herz und vermindern die Blutmenge, die bei jedem Schlag durchs Herz gepumpt wird.
Nebenwirkungen/ weitere Hinweise	Bei Asthma oder peripherer Ischämie (siehe S. 191) dürfen Betarezeptorenblocker nicht angewendet werden. Mögliche Nebenwirkungen sind eine verspätete Wahrnehmung von Unterzuckerung, kalte Hände, lebhafte Träume und eine Erhöhung der Blutzucker- und Blutfettwerte. Bei Männern können Betarezeptorenblocker zu Erektionsstörungen führen.

WIRKSTOFFGRUPPE	KALZIUMANTAGONISTEN (KALZIUMKANALBLOCKER)
Beispiele	Nifedipin, Amlodipin, Diltiazem, Verapamil
Wirkungsweise	Senken den Blutdruck durch Erweiterung der Blutgefäße.
Nebenwirkungen/ weitere Hinweise	Sie werden bei Angina pectoris oder unregelmäßigem Pulsschlag (Arrhythmie) sowie bei Bluthochdruck verschrieben. Zu den Nebenwirkungen gehören Wassereinlagerung in den Gelenken. Bei Herzinsuffizienz oder autonomer Neuropathie (siehe S. 199) eignen sich Kalziumantagonisten nicht.

WIRKSTOFFGRUPPE	DIURETIKA (ENTWÄSSERUNGSMITTEL)
Beispiele	Furosemid, Bendroflumethiazid, Indapamid
Wirkungsweise	Sie erweitern die Gefäße und steigern die von den Nieren ausgeschiedene Flüssigkeitsmenge. Dadurch senken sie den Blutdruck, da weniger Flüssigkeit durch den Körper fließt.
Nebenwirkungen/ weitere Hinweise	Können einem Herzinfarkt vorbeugen. Führen zu einer Erhöhung von Blutzuckerspiegel und Blutfettwerten. Können Erektionsstörungen bewirken (siehe S. 196–197).

ANDERE TABLETTEN BEI DIABETES

Neben den Tabletten für die Einstellung von Blutzucker und Blutdruck wird Ihr Arzt Ihnen möglicherweise noch weitere Tabletten verschreiben, wenn Sie in Zusammenhang mit Ihrem Diabetes an anderen Krankheiten leiden. In der Tabelle finden Sie Informationen zu den Tabletten, die Ihr Arzt Ihnen möglicherweise verschreiben wird.

WIRKSTOFFGRUPPE	**ASPIRIN**
Wirkungsweise	Aspirin hemmt die Blutgerinnung und bewirkt dadurch, dass das Blut schneller durch die Gefäße fließt.
Dosierung	Ihr Arzt wird Ihnen wahrscheinlich eine kleine Dosis Aspirin (bis zu 300 mg) in Tablettenform verschreiben, die Sie einmal am Tag zum Essen einnehmen sollten.
Nebenwirkungen/ weitere Hinweise	Wenn Sie nicht bereits regelmäßig Aspirin einnehmen, wird der Arzt es Ihnen zur Vorbeugung gegen Herzinfarkt verschreiben. Auch auf Langstreckenflügen sollten Sie Aspirin nehmen, es sei denn, Sie vertragen es nicht. Bei Magengeschwüren oder Blutungsneigung sollten Sie Aspirin nicht nehmen, da es die Magenschleimhaut reizt. In diesem Fall wird der Arzt Ihnen ein anderes Medikament verschreiben.

WIRKSTOFFGRUPPE	**STATINE**
Beispiele	Atorvastatin, Pravastatin, Simvastatin
Wirkungsweise	Statine senken den Gehalt an Gesamtcholesterin und LDL-Cholesterin im Blut. Einige Statine senken auch die Triglyceride im Blut.
Dosierung	Einmal täglich eine Tablette.
Nebenwirkungen/ weitere Hinweise	Vor Beginn und während der Therapie muss die Leberfunktion regelmäßig überprüft werden. Mögliche Nebenwirkungen sind Magenschmerzen, Verdauungsstörungen, Verstopfung und Blähungen.

WIRKSTOFFGRUPPE	FIBRATE
Beispiele	Bezafibrat, Gemfibrozil, Fenofibrat
Wirkungsweise	Fibrate senken die Menge der Triglyceride im Blut und erhöhen den HDL-Cholesterinspiegel.
Dosierung	Eine Tablette täglich.
Nebenwirkungen/ weitere Hinweise	Vor Therapiebeginn muss die Nierenfunktion überprüft werden. Einige Statine dürfen nicht mit Fibraten kombiniert werden.

WIRKSTOFFGRUPPE	PANKREASLIPASEHEMMER
Beispiel	Orlistat
Wirkungsweise	Hemmt die Fettverbrennung im Körper; das Fett wird unverdaut ausgeschieden.
Dosierung	Bis zu dreimal täglich eine Tablette zu den Mahlzeiten.
Nebenwirkungen/ weitere Hinweise	Dieses Medikament wird verschrieben, wenn Sie übergewichtig sind und bereits begonnen haben, abzunehmen. Am besten wirkt es, wenn Sie sich gesund und kalorienreduziert ernähren. Mögliche Nebenwirklungen sind Blähungen, Stuhldrang und Durchfall. Bei längerfristiger Gewichtsabnahme mithilfe von Orlistat sinken Blutzucker- und Cholesterinspiegel.

WIRKSTOFFGRUPPE	APPETITZÜGLER
Beispiel	Sibutramin
Wirkungsweise	Zügelt den Appetit und führt zu einer leichten Erhöhung der Körpertemperatur, wodurch mehr Kalorien verbrannt werden.
Dosierung	Täglich eine Tablette.
Nebenwirkungen/ weitere Hinweise	Sibutramin fördert die Gewichtsabnahme, erhöht jedoch gleichzeitig den Blutdruck; deshalb sind während der Einnahme regelmäßige Kontrollen erforderlich.

Die Rolle des Insulins

F **Ich habe Diabetes jahrelang mit Tabletten eingestellt. Warum muss ich jetzt Insulin spritzen?**

Ihre Körper produziert so wenig Insulin, dass der Blutzuckerspiegel selbst mit Tabletten, gesunder Ernährung und viel Bewegung nicht gut eingestellt werden kann. Ihre Blutzucker- und HbA1c-Tests zeigen, dass Ihr Blutzuckerspiegel ständig oberhalb des empfohlenen Bereichs von 72–126 mg/dl liegt.

F **Ich nehme normalerweise Tabletten. Warum hat man mir im Krankenhaus Insulin gegeben?**

Bei Unwohlsein oder Stress kann der Blutzuckerspiegel steigen. Damit Sie sich erholen, sollte Ihr Blutzuckerspiegel im empfohlenen Bereich liegen. Vor einer größeren Operation, oder wenn Sie zu krank sind, um zu essen oder zu trinken, wird man Ihnen vorübergehend Insulin in Form von Infusionen (siehe S. 145) oder Injektionen verabreichen. Wenn Sie einen Herzinfarkt hatten, wird der Arzt Ihnen nach Verlassen des Krankenhauses möglicherweise mehrere Monate lang Insulininjektionen verschreiben.

F **Wirkt das injizierte Insulin genauso wie das vom Körper produzierte?**

Ja; es senkt den Blutzuckerspiegel, indem es den Zellen ermöglicht, Glukose aufzunehmen, und der Leber und den Muskeln, Glukose zu speichern. Insulin verhindert ebenfalls, dass das Glykogen in der Leber wieder in Glukose umgewandelt wird.

F **Brauche ich keine Tabletten mehr, wenn ich Insulin nehme?**

Nicht unbedingt. Möglicherweise werden Sie einige oder alle Tabletten zusätzlich zum Insulin weiter nehmen müssen. Die Tabletten bewirken, dass Ihr Körper das injizierte Insulin so gut wie möglich einsetzt. Auf S.158–159 finden Sie Informationen zur Wirkungsweise Ihrer blutzuckersenkenden Medikamente.

Ⓕ Gibt es bei Insulin eine Höchstdosis?

Im Gegensatz zu anderen Medikamenten, wie z.B. Schmerzmitteln oder Antibiotika, gibt es bei Insulin keine Höchstdosis. Die Dosierung hängt vom Blutzuckerspiegel ab. Anfangs werden Sie mit einer geringen Dosis Insulin (10–20 Einheiten pro Tag) auskommen, die jedoch langsam steigt, bis Sie die Dosis finden, die Ihren Blutzuckerspiegel auf den empfohlenen Bereich von 72–126 mg /dl einstellt.

Ⓕ Hat Insulin Nebenwirkungen?

Insulin führt zu Unterzuckerung, wenn es nicht mit kohlenhydrathaltigen Nahrungsmitteln kombiniert wird oder die Dosis zu hoch ist. Darüber hinaus bewirkt Insulin, dass der Körper Glukose speichert, und es kommt zur Gewichtszunahme. In seltenen Fällen führen die Konservierungsstoffe im Insulin zu allergischen Reaktionen. In dem Fall sollten Sie ein Insulin mit anderen Zusatzstoffen ausprobieren.

NORMALE BLUTZUCKER- UND INSULINSPIEGEL

Die Bauchspeicheldrüse sorgt dafür, dass immer eine bestimmte Menge Insulin vorhanden ist, und produziert in Zeiten hohen Bedarfs zusätzlich Insulin.

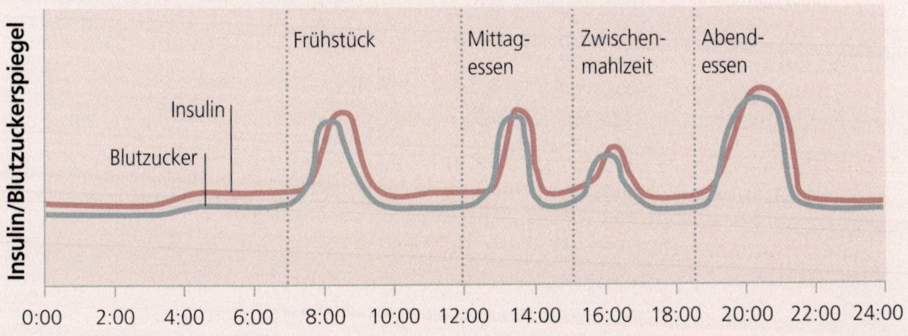

INSULINARTEN

Man unterscheidet die verschiedenen Insulinarten danach, wie schnell und wie lange sie wirken. Bei schnell und kurz wirksamen Insulinarten setzt die Wirkung sehr schnell ein und hält nicht lange vor. Sie werden zu den Mahlzeiten eingesetzt, um den mit dem Essen einhergehenden höheren Blutzuckerspiegel zu verarbeiten. Intermediärinsuline, lang wirksame Insuline und lang wirksame Insuline ohne Wirkungsmaximum werden langsam ins Blut abgegeben und sorgen für einen konstanten Insulinspiegel.

INSULINART	SCHNELL WIRKSAMES INSULIN
Markennamen	Humalog
Einnahme	Kurz vor oder bis zu 15 Minuten nach dem Essen.
Wirkungsmaximum	Nach 1–2 Stunden.
Wirkdauer	Bis zu 5 Stunden.
Anmerkungen	Die kurze Wirkdauer vermindert das Risiko einer Unterzuckerung, da das Insulin schneller abgebaut wird als kurz wirksames Insulin. Insulinpumpen verwenden üblicherweise schnell wirksames Insulin.

INSULINART	KURZ WIRKSAMES INSULIN
Markennamen	Huminsulin Normal, Berlinsulin H Normal, Actrapid HM.
Einnahme	20–30 Minuten vor den Mahlzeiten.
Wirkungsmaximum	Nach 2–3 Stunden.
Wirkdauer	Bis zu acht Stunden.
Anmerkungen	2–3 Stunden nach einer Mahlzeit einen Snack zu sich nehmen.

INSULINART	INTERMEDIÄRINSULINE
Markennamen	Huminsulin Basal, Insulatard Human, Berlinsulin H Basal.
Einnahme	Morgens, abends oder beides, nicht unbedingt zum Essen.
Wirkungsmaximum	Zwischen 4 und 8 Stunden.
Wirkdauer	Bis zu 20 Stunden.
Anmerkungen	Zur Zeit des Wirkungsmaximums, am späten Vormittag und vor dem Zu-Bett-Gehen, etwas essen.

INSULINART	LANG WIRKSAMES INSULIN
Markennamen	Huminsulin Long, Monotard HM
Einnahme	Einmal täglich, normalerweise abends.
Wirkungsmaximum	Nach 6 bis 10 Stunden.
Wirkdauer	Bis zu 24 Stunden
Anmerkungen	Die lange Wirkdauer erhöht das Risiko einer Unterzuckerung.

INSULINART	LANG WIRKSAMES INSULIN OHNE WIRKUNGSMAXIMUM
Markennamen	Huminsulin Ultralong, Ultratard HM.
Einnahme	Im Abstand von 24 Stunden.
Wirkungsmaximum	Kein Wirkungsmaximum.
Wirkdauer	Etwa 24 Stunden.
Anmerkungen	Vermindert das Risiko einer Unterzuckerung, da es kein Wirkungsmaximum gibt.

INSULINART	MISCHINSULINE
Markennamen	• Mischinsuline, die kurz wirksames Insulin enthalten: Mixtard 30/70. • Mischinsuline, die schnell wirksames Insulin enthalten: Komb-Insulin S, Berlinsulin H 50/50 (auch 40/60).
Einnahme	Zweimal täglich, zum Frühstück und Abendessen. Enthält Ihre Sorte ein kurz wirksames Insulin, sollten Sie es 20–30 Minuten vor dem Essen nehmen. Enthält sie ein schnell wirksames Insulin, dann nehmen Sie es kurz vor oder bis zu 15 Minuten nach dem Essen.
Anmerkungen	Diese Insuline sind eine Mischung aus zwei Insulinarten – entweder einem schnell- oder kurz wirksamen mit einem intermediären oder lange wirksamen Insulin. Wirkungsmaximum und Wirkdauer ergeben sich aus der Kombination. Daher sind Snacks (auch vor dem Zu-Bett-Gehen) wichtig.

Insulintherapien

Ⓕ **Was ist eine Insulintherapie?**

Eine Insulintherapie legt fest, wie viel Insulin pro Tag injiziert und welches Insulin eingesetzt wird. So wird sichergestellt, dass Ihr Körper über genug Insulin verfügt, um den Blutzuckerspiegel im empfohlenen Bereich von 72–126 mg/dl zu halten, auch bei den Mahlzeiten.

Ⓕ **Bleibt die Insulintherapie immer gleich?**

Nicht unbedingt. Sie müssen eventuell das Schema abändern, wenn der Blutzuckerspiegel sich damit nicht auf den empfohlenen Bereich einstellen lässt, oder wenn Sie über den Tag flexibler sein möchten. Eine veränderte Lebensweise, eine neue Arbeitsstelle oder eine schwere Krankheit können dazu führen, dass Art, Zeitpunkt und Insulinmenge geändert werden müssen.

Ⓕ **Kann ich anfangs mit einer Injektion am Tag auskommen?**

Möglicherweise ja. Eine Injektion vor dem Zu-Bett-Gehen verhindert, dass Ihr Blutzuckerspiegel nachts zu sehr ansteigt. Mit einer Injektion pro Tag können Sie sich langsam an die Injektionen gewöhnen.

Ⓕ **Steigt die Anzahl der täglichen Injektionen mit der Dauer der Krankheit?**

Wie viele Injektionen Sie brauchen, hängt davon ab, wie gut Ihre Insulintherapie zu Ihrem Lebensstil passt und ob sich damit der Blutzuckerspiegel gut einstellen lässt. Eventuell reicht eine Injektion täglich, es können aber auch bis zu vier Injektionen täglich nötig sein.

Ⓕ **Wie funktioniert eine Insulinpumpe?**

Eine Pumpe gibt über einen Schlauch in den Bauch ständig schnell wirksames Insulin ab. Man kann sie so programmieren, dass bei den Mahlzeiten oder bei erhöhtem Blutzuckerspiegel zusätzlich Insulin freigesetzt wird.

GÄNGIGE INSULINTHERAPIEN

Wie häufig Sie Insulin injizieren müssen, hängt davon ab, welche Insulinart Ihnen verschrieben wurde. Mit Ihrem Arzt können Sie besprechen, welche Insulintherapie sich am besten für Sie eignet.

	EINMAL TÄGLICH
Insulinart	Intermediäre, lang wirksame (mit/ohne Wirkungsmaximum.)
Zeitpunkt der Injektion	Üblicherweise vor dem Zu-Bett-Gehen; kann jedoch auch morgens injiziert werden.
Anmerkungen	Solange der Körper noch eigenes Insulin produziert.

	ZWEIMAL TÄGLICH
Insulinart	Intermediäres oder eine Mischung aus intermediärem und schnell oder kurz wirksamem Insulin.
Zeitpunkt der Injektion	Zum Frühstück und Abendessen – je nachdem, ob schnell oder kurz wirksames Insulin (siehe S. 166).
Anmerkungen	Bei regelmäßigem Tagesablauf. Wenn Sie eine Mischung mehrerer Insuline nehmen, sollten Sie am späten Vormittag und vor dem Zu-Bett-Gehen etwas essen.

	VIERMAL TÄGLICH
Insulinart	Intermediäres-, lang wirksames (ohne/mit Wirkungsmaximum) plus schnell bzw. kurz wirksames Insulin vor den Mahlzeiten.
Zeitpunkt der Injektion	Lang wirksame Insuline: vor dem Zu-Bett-Gehen oder morgens. Kurz wirksame Insuline: zu den Mahlzeiten injiziert, je nachdem, ob schnell oder kurz wirksame Insuline (siehe S. 166).
Anmerkungen	Diese Therapie ist am flexibelsten (mit Ausnahme der Insulinpumpe), da Sie den Zeitpunkt und /oder die Insulinmenge dem Tagesablauf anpassen können. Sie können die Dosis der lang oder kurz wirksamen Insuline unabhängig voneinander verändern.

Die Insulindosis anpassen

Ⓕ **Woher weiß ich, ob ich meine Insulindosis anpassen muss?**

Die von Ihnen durchgeführten Blutzuckertests zeigen, ob Ihr Blutzuckerspiegel in dem empfohlenen Bereich von 72–126 mg/dl oder im von Ihnen angestrebten Bereich liegt. Ist der Blutzuckerspiegel zu hoch oder zu niedrig, sollten Sie herausfinden, welche Ursachen infrage kommen: Bewegen Sie sich weniger, lassen Sie eine Mahlzeit ausfallen oder haben sich Ihre täglichen Gewohnheiten geändert? Anhand der Antworten können Sie entscheiden, was zu tun ist.

Ⓕ **Soll ich meinen Arzt um Rat fragen, wenn ich meine Insulindosis anpassen möchte?**

Zu Beginn der Insulintherapie wird Ihr Arzt Ihnen erklären, wie Sie die Dosis in Abhängigkeit von den Messergebnissen Ihrer Blutzuckertests verändern sollten. Sobald Sie eine gewisse Routine und Sicherheit haben, können Sie die Anpassungen selbst vornehmen.

Ⓕ **Woher weiß ich, welche Insulindosis ich anpassen muss?**

Als Erstes müssen Sie herausfinden, wann Ihr Blutzuckerspiegel zu hoch oder zu niedrig ist und welches Insulin zu der Zeit den Wirkungshöhepunkt erreicht. Injizieren Sie z.B. viermal am Tag und ist Ihr Blutzuckerspiegel am späten Vormittag zu hoch, müssen Sie die Insulindosis anpassen, die Sie zum Frühstück injizieren.

Ⓕ **Woher weiß ich, wie viele Einheiten meiner Insulindosis ich hinzufügen oder weglassen soll?**

Verändern Sie die Insulindosis langsam alle ein bis zwei Tage. Erhöhen oder vermindern Sie die Dosis um 2–4 Einheiten pro Insulingabe. Liegt Ihre Einzeldosis bereits bei 40–60 Einheiten, können größere Änderungen, beispielsweise 4–6 Einheiten pro Insulingabe, erforderlich sein, damit sich eine Wirkung zeigt.

F Wie muss ich die Insulindosis anpassen, wenn ich essen gehe?

Wenn Sie später als sonst essen, sollten Sie die Insulininjektion so legen, dass sie mit Ihrer Mahlzeit zusammenfällt. Essen Sie mehr als sonst, sollten Sie die Dosis erhöhen. Die Blutzuckertests geben Auskunft darüber, ob Ihre Anpassungen erfolgreich waren.

F Wie soll ich meine Insulindosis anpassen, wenn ich mich mehr als sonst bewege?

Wenn Sie sich mehr bewegen, sinkt der Blutzuckerspiegel. Um eine Unterzuckerung zu vermeiden, muss die Insulindosis erhöht werden. Bei ungeplanter Aktivität sollten Sie vorher einen Snack zu sich nehmen. Messen Sie danach Ihren Blutzuckerspiegel, um festzustellen, ob die Maßnahme gegriffen hat.

F Wie muss ich meine Insulindosis verändern, wenn ich krank bin?

Wenn Sie krank sind, steigt der Blutzuckerspiegel an (siehe S. 142–145). Erhöhen Sie die Insulindosis um etwa 2–4 Einheiten – so, dass der Blutzuckerspiegel unter 180 mg/dl liegt. Bei schweren Krankheiten muss die Dosis eventuell mehrmals erhöht werden, bis Ihr Blutzuckerspiegel unter 180 mg/dl liegt. Steigt der Blutzuckerspiegel trotz dieser Maßnahmen weiter an, müssen Sie Ihren Arzt konsultieren.

F Ich faste. Wie muss ich meine Insulindosis anpassen?

Wenn Sie fasten, benötigen Sie eine kleinere Dosis. Produziert Ihr Körper noch Insulin, können Sie eventuell das Insulin während des Fastens ganz weglassen. Besprechen Sie im Voraus mit Ihrem Arzt, wie Sie verfahren sollen.

F Woher weiß ich, ob ich die Insulindosis ausreichend verändert habe?

Messen Sie Ihren Blutzuckerspiegel nach jeder Anpassung. Wenn Sie nicht viermal täglich Insulin injizieren und keine Insulinpumpe verwenden, müssen Sie nach einer Anpassung normalerweise 2–3 Tage warten, bevor Sie erkennen können, ob die Maßnahme gegriffen hat.

Injektionshilfen

Es gibt so viele Injektionshilfen. Für welche soll ich mich entscheiden?

Manche Menschen bevorzugen eine Einmalspritze, andere eine wiederverwendbare Injektionshilfe. Die Wahl des Hilfsmittels hängt davon ab, wie gut Sie mit dem Gerät zurechtkommen und welche Art Insulin Sie verwenden.

Wie funktionieren Injektionshilfen?

Die Geräte fassen 300 Einheiten Insulin und bestehen aus einem Kolben, einem Dosierregler und einer Kanüle. Es gibt wiederverwendbare Geräte (mit eingebauter Insulinpatrone) und solche zum einmaligen Gebrauch.

Wie groß sind die Kanülen bei den Injektionshilfen?

Die Kanülen sind kurz und dünn, etwa 5–12 mm lang, und müssen aufgesteckt werden. Welche Länge Sie verwenden, hängt davon ab, was für Sie am angenehmsten ist und wie dick Ihr Unterhautfettgewebe ist. Je weniger Fett, desto kürzer die Kanüle.

Wie funktioniert eine nadellose Injektionshilfe?

Beim Jet-Injektor wird ein dünner Insulinstrahl mit hohem Druck durch die Haut geschossen. Wenn Sie Angst vor Spritzen haben, eignet sich dieses Gerät für Sie. Vor jeder Anwendung wird Insulin aus einer Ampulle in die Spritze aufgezogen.

Was ist eine Insulinpumpe?

Dabei handelt es sich um ein elektronisches Gerät, das man permanent am Körper trägt. Es verwendet schnell oder kurz wirksames Insulin. Eine Kanüle oder ein kleines Plastikröhrchen wird in den Bauch eingeführt und an der Pumpe befestigt. Das Gerät gibt ständig kleine Insulinmengen an den Körper ab. Auf Knopfdruck lässt sich zusätzliches Insulin ausschütten.

F Muss ich das Insulin im Kühlschrank aufbewahren?

Insulin lässt sich bei Zimmertemperatur (bis 25° C) problemlos einen Monat lang aufbewahren. Ihre Vorräte sollten Sie im Kühlschrank bei 2–8° C aufbewahren. War das Insulin gefroren, zu hoher Temperatur oder Sonnenlicht ausgesetzt oder ist das Haltbarkeitsdatum abgelaufen, sollte es weggeworfen werden.

F Kann ich eine Kanüle mehrmals verwenden?

Spritzen mit integrierten Kanülen und Injektionshilfen mit aufsteckbaren Kanülen sind für den einmaligen Verbrauch bestimmt. Werden die Kanülen mehrfach verwendet, können sie verbiegen oder stumpf werden, und die Markierungen werden mit der Zeit unleserlich.

F Wie entsorge ich die Kanülen?

Es gibt kleine Nadelzangen, um die Spitzen der gebrauchten Kanülen abzuschneiden. Alternativ dazu können Sie die Kanülen in einem durchstichsicheren Behälter aufbewahren. Kaufen Sie beides in der Apotheke.

INJEKTIONSHILFSMITTEL

Es gibt eine Reihe von Hilfsmitteln für die Injektion von Insulin. Normalerweise hat eine Injektionshilfe die Form eines Füllers. Es gibt wiederverwendbare Injektionshilfen und solche zum einmaligen Gebrauch. Die Genauigkeit ist bei allen Geräten gleich. Ihr Arzt wird Ihnen dabei behilflich sein, die für Sie geeignete Injektionshilfe zu finden.

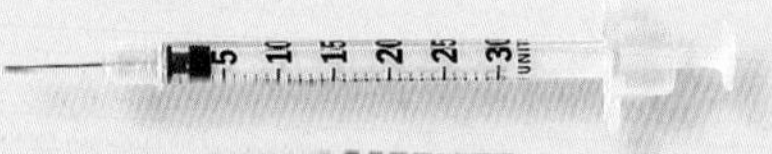

EINWEGSPRITZE

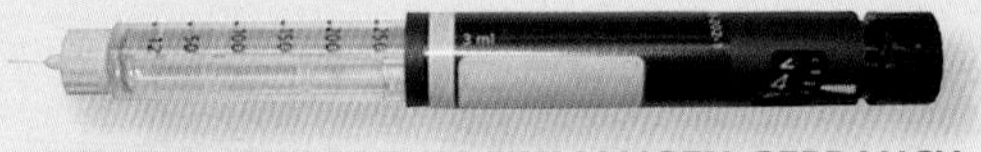

INJEKTIONSHILFE ZUM EINMALIGEN GEBRAUCH

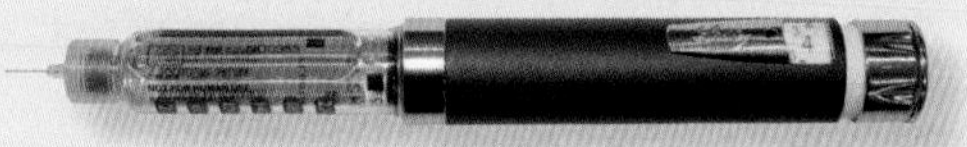

WIEDERVERWENDBARE INJEKTIONSHILFE

Insulin richtig injizieren

Ⓕ **Was muss ich vor der Injektion beachten?**

Prüfen Sie Aussehen und Haltbarkeit des Insulins. Ist es trüb, hat es eine leichte Rosafärbung, ist es klumpig oder sind auch nach leichtem Drehen Schwebeteilchen sichtbar, entsorgen Sie es und verwenden Sie frisches Insulin.

Ⓕ **Muss ich das Insulin direkt in die Vene injizieren?**

Nein. Das Insulin wird in das Unterhautfettgewebe gespritzt und gelangt von dort in den Blutkreislauf. Wenn Sie an den geeigneten Injektionsstellen (siehe rechts) spritzen, vermeiden Sie das Auftreten einer Blutung.

Ⓕ **An meinem Bauch gibt es knotige Stellen, wo das Spritzen weniger schmerzhaft ist. Warum darf ich dort nicht injizieren?**

Wenn Insulin wiederholt in dieselbe Stelle gespritzt wird, kommt es zu einer lokalen Vermehrung von Fettgewebe und es bilden sich Knoten (siehe Lipohypertrophie, S. 198). Wird das Insulin in eine knotige Stelle gespritzt, kann es nicht so gut vom Blut aufgenommen werden, und die Blutzuckereinstellung ist weniger zuverlässig.

Ⓕ **Wie injiziere ich richtig?**

Folgen Sie den Schritten auf S. 176 oder 177. Wenn Sie 12-mm-Kanülen nehmen, oder wenn Sie 8-mm-Kanülen nehmen und wenig Unterhautfettgewebe haben, müssen Sie mit Daumen und Zeigefinger eine Hautfalte bilden. Die Kanüle wird senkrecht in die Falte gestochen. Entfernen Sie nach 10 Sekunden die Nadel und lassen Sie die Hautfalte los. So wird verhindert, dass Sie das Insulin versehentlich in einen Muskel injizieren. Wenn Sie sehr kurze Kanülen (5 mm oder 6 mm) verwenden, oder eine 8-mm-Kanüle bei sehr dickem Unterhautfettgewebe, kann die Kanüle senkrecht ohne Bildung einer Hautfalte eingestochen werden.

Ⓕ Wie kann ich die Injektionen möglichst angenehm gestalten?

Versuchen Sie sich vor der Injektion zu entspannen und bemühen Sie sich nach Möglichkeit, die Muskeln nicht zu verkrampfen. Injizieren Sie direkt in eine Hautfalte, wenn sich diese Technik für Sie eignet (siehe S. 176).Insulin, das bei Zimmertemperatur aufbewahrt wurde, ist weniger unangenehm als solches aus dem Kühlschrank. Verwenden Sie für jede Injektion eine neue Nadel. Wenn Ihnen die Injektionen dennoch allzu unangenehm sind, lassen Sie sich von Ihrem Arzt eine kürzere Nadel verschreiben.

INJEKTIONSSTELLEN

Die in der Abbildung farbig dargestellten Körperpartien können für Insulininjektionen genutzt werden. Die Außenseiten des Oberarms sollten Sie nur nach Absprache mit dem Arzt benutzen (veränderter Wirkungseintritt des Insulins!). An anderen Körperstellen ist das Unterhautfettgewebe zu dünn und die Gefahr, in einen Muskel zu spritzen, ist zu groß. Sie müssen die Injektionsstelle alle paar Tage wechseln, damit sich keine Knoten bilden. Selbst wenn Sie eine bestimmte Injektionsstelle bevorzugen, sollten Sie in den gesamten Bereich an dieser Stelle injizieren.

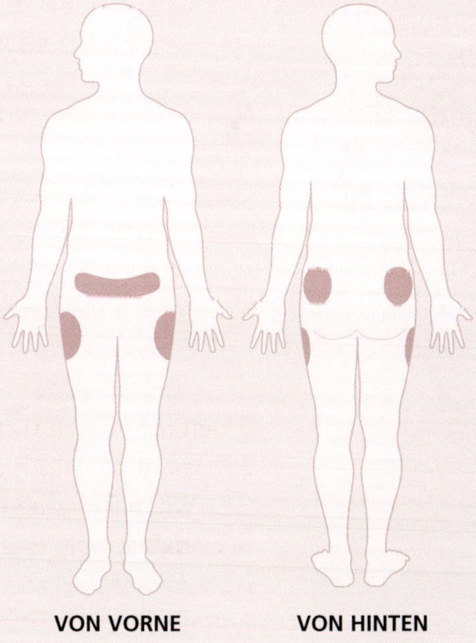

SO VERWENDEN SIE EINE INJEKTIONSHILFE

Injektionshilfen – ob wiederverwendbar oder zum einmaligen Gebrauch bestimmt – arbeiten alle nach demselben Schema und unterscheiden sich nur im Detail. Lesen Sie im Zweifelsfall die Gebrauchsanweisung. Prüfen Sie Aussehen und Haltbarkeitsdatum des Insulins, bevor Sie es injizieren (siehe S. 174). Die abgebildete Person injiziert das Insulin in eine Hautfalte.

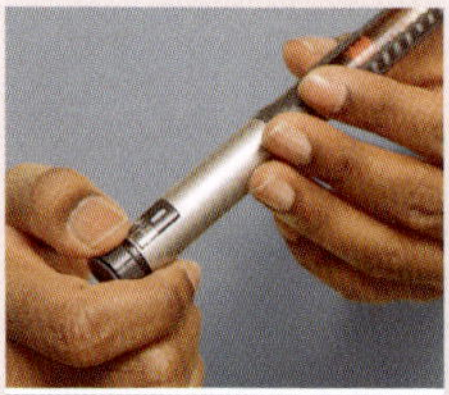

① Entfernen Sie die äußere Bedeckung der Injektionshilfe und schrauben Sie eine Kanüle in den Patronenhalter. Entfernen Sie die Schutzkappe der Kanüle. Drehen Sie das Gerät auf den Kopf und wieder zurück, um trübes Insulin zu vermischen.

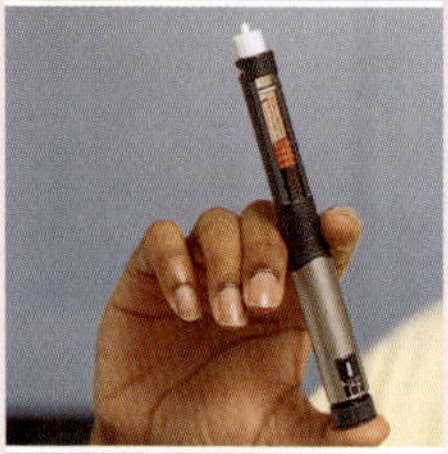

② Stellen Sie eine Dosis von 2–4 Einheiten ein und drücken Sie auf den Kolben, bis ein Tropfen Insulin aus der Kanüle austritt. Dieser Vorgang dient dazu, Luft aus der Kanüle zu drücken und sicherzustellen, dass der Kolben gut aufsitzt. Tritt kein Insulin aus, wiederholen Sie den Vorgang.

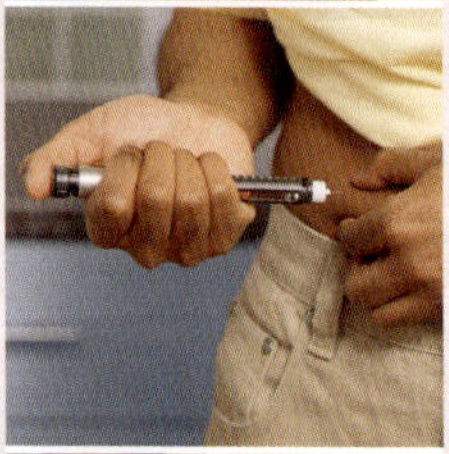

③ Stellen Sie die Dosis ein, die Sie injizieren wollen, und bilden Sie mit Daumen und Zeigefinger eine Hautfalte an der gewünschten Stelle (hier am Bauch). Stechen Sie mit der Kanüle in die Hautfalte ein und halten Sie dabei die Injektionshilfe in einem 90-Grad-Winkel zum Körper.

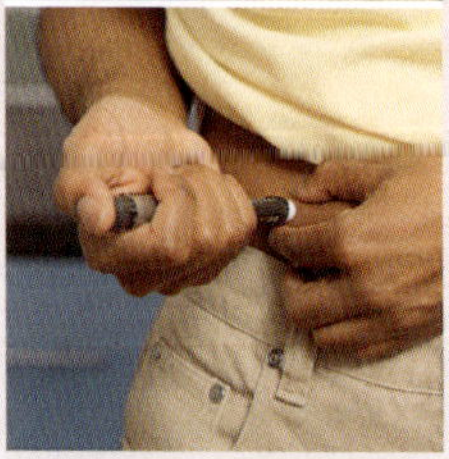

④ Drücken Sie auf den Kolben und halten Sie ihn während der Injektion gedrückt. Lassen Sie die Kanüle etwa 10 Sekunden (bei einer höheren Dosis ggf. länger) in der Haut, bevor Sie sie herausziehen. Entsorgen Sie die Kanüle und setzen Sie die Kappe der Injektionshilfe wieder auf.

SO VERWENDEN SIE EINE INSULINSPRITZE

Prüfen Sie Aussehen und Haltbarkeitsdatum des Insulins, bevor Sie es spritzen. Entsorgen Sie abgelaufenes Insulin oder solches mit verändertem Aussehen. Achten Sie darauf, dass die Membran der Insulinflasche sauber ist. Nehmen Sie für jede Injektion eine neue Spritze. Die abgebildete Person injiziert das Insulin in eine Hautfalte

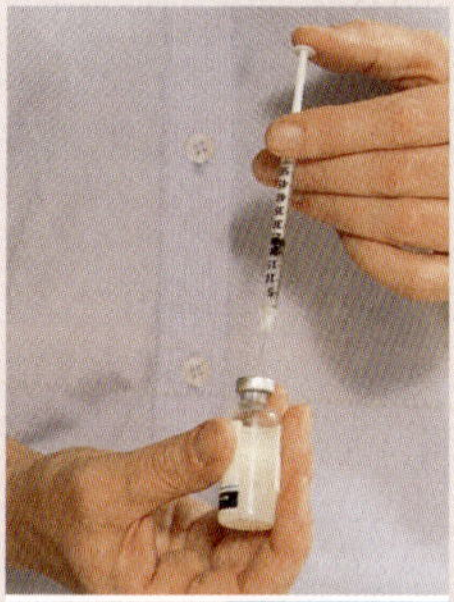

① Bei trübem Insulin: Flasche drehen, bis das Insulin einheitlich trüb ist. Kanülenkappe entfernen und eine der Insulindosis entsprechende Menge Luft in die Spritze ziehen. Kanüle in die Flasche stechen und die Luft hineinspritzen. Flasche auf den Kopf stellen, bis sich die Kanülenspitze in der Flüssigkeit befindet. Spritzenkolben nach unten ziehen, um das Insulin aufzuziehen. Kanüle aus der Flasche ziehen.

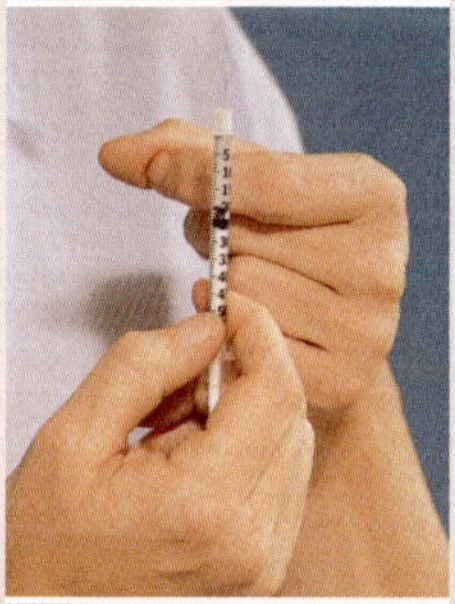

② Entfernen Sie eventuell vorhandene Luftblasen, indem Sie die Spritze mit der Kanüle nach oben halten und die Luft durch Klopfen zur Spitze der Kanüle befördern. Drücken Sie vorsichtig auf den Kolben, um die Luft herauszudrücken. Prüfen Sie, ob sich noch die gewünschte Menge Insulin in der Spritze befindet; wenn nicht, ziehen Sie noch etwas Insulin auf.

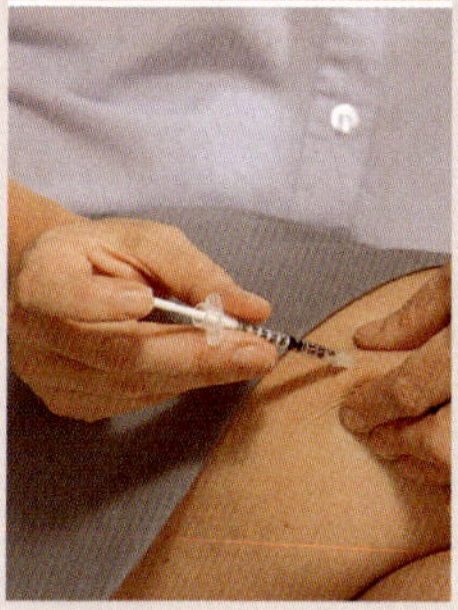

③ Bilden Sie an der gewünschten Injektionsstelle eine Hautfalte (in diesem Fall am Oberschenkel) und stechen Sie die Kanüle in einem 90-Grad-Winkel hinein. Drücken Sie den Kolben nach unten, um das Insulin herauszuspritzen. Entfernen Sie nach der Injektion die Spritze und entsorgen Sie sie entweder in einem durchstichsicheren Behälter, oder indem Sie mit einer Nadelzange die Nadel von der Spritze abschneiden.

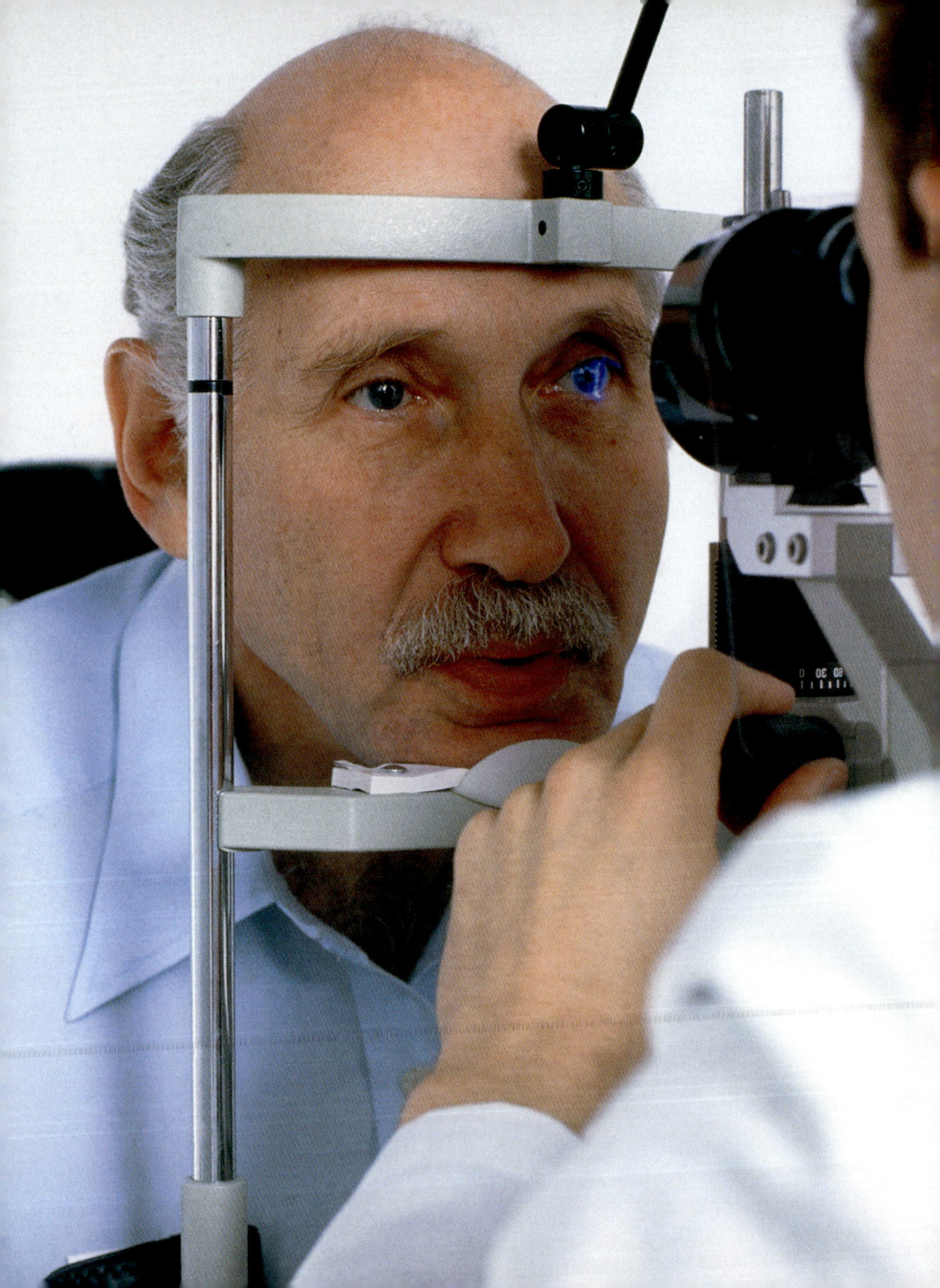

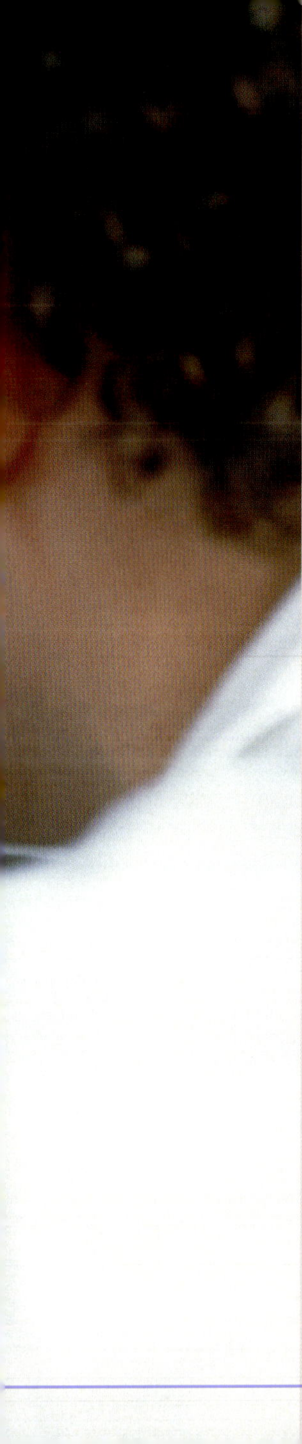

Diabetische Spätfolgen

Besteht der Diabetes Typ 2 über viele Jahre hinweg, können Blutgefäße und Nerven geschädigt werden, und es kommt zu gesundheitlichen Beeinträchtigungen, insbesondere von Herz und Kreislauf. Wenn Sie die Symptome frühzeitig erkennen, können Sie rechtzeitig notwendige Maßnahmen einleiten. In diesem Zusammenhang ist es hilfreich zu wissen, welche Behandlungsmöglichkeiten es gibt.

Herz-Kreislauf-Erkrankungen

Ⓕ Warum habe ich ein erhöhtes Risiko für Herz-Kreislauf-Erkrankungen?

Diabetes Typ 2 steht in engem Zusammenhang mit Bluthochdruck und hohen Blutfettwerten (Hyperlipidämie). Diese stellen Risikofaktoren für weitere Krankheiten dar, z.B. für die koronare Herzkrankheit (KHK), für Schlaganfälle und für die periphere arterielle Verschlusskrankheit. Der Diabetes wird zwar immer bestehen, doch durch eine gesunde Lebensweise können Sie das Risiko für Herz-Kreislauf-Erkrankungen verringern.

Ⓕ Was kann ich tun, damit mein Blutdruck gut eingestellt ist?

Ernähren Sie sich gesund, bewegen Sie sich mehr, vermeiden Sie Stress, nehmen Sie ggf. ab und hören Sie mit dem Rauchen auf. Schränken Sie Ihren Salzkonsum ein, indem Sie weniger Fertiggerichte und salzige Snacks essen, beim Kochen weniger Salz verwenden und nur wenig nachsalzen.

Ⓕ Wie wird Bluthochdruck behandelt?

Neben den erwähnten Änderungen des Lebensstils müssen Sie Tabletten nehmen (siehe S. 160–161).

Ⓕ Mir wurde gesagt, ich habe zu viel Fett im Blut. Was bedeutet das?

Sie leiden an Hyperlipidämie: Ihr Cholesterin oder Ihre Triglyceridwerte sind erhöht (siehe rechts). Dies kann Durchblutungsstörungen und arterielle Verschlusskrankheiten verursachen und so das Risiko für einen Herzinfarkt oder Schlaganfall erhöhen. Trinken Sie weniger Alkohol, essen Sie einfach ungesättigte Fettsäuren und bewegen Sie sich mehr.

Ⓕ Wie wird Hyperlipidämie behandelt?

Neben den Maßnahmen, die Sie selbst ergreifen können, kann der Arzt Tabletten verschreiben. Auf S. 162–163 finden Sie weitere Informationen.

Ⓕ Wie erkenne ich, ob ich an koronarer Herzkrankheit (KHK) leide?

Wird bei Ihnen Angina pectoris, Herzinsuffizienz oder ein Herzinfarkt festgestellt, leiden Sie an KHK. Angina pectoris ist ein vorübergehender Schmerz oder ein Druckgefühl im Brustbereich, in der linken Schulter oder im linken Arm bei Stress oder Anstrengung. Die Ursache dafür ist eine schlechte Durchblutung. Bei Herzinsuffizienz pumpt das Herz bei jedem Schlag immer weniger Blut durch den Körper. Zu den Anzeichen gehören geschwollene Beine und Füße sowie Schwellungen im Bauchbereich, Kurzatmigkeit und Müdigkeit. Ein Herzinfarkt macht sich durch starke Schmerzen im Brustbereich, Herzklopfen und Übelkeit bemerkbar.

GESUNDE BLUTFETTWERTE

Wenn manche Fette im Blut erhöht, andere Fettwerte gleichzeitig niedrig sind, besteht ein höheres Risiko für das Auftreten einer koronaren Herzkrankheit. Bei einer Blutanalyse der Fettwerte sollten folgende Werte erreicht werden, um Herz und Blutgefäße gesund zu erhalten.

BLUTFETT	EMPFOHLENER WERT
Cholesterin	115–200 mg/dl
Triglyceride	Bis 175 mg/dl
LDL-Cholesterin	Unter 100 mg/dl
HDL-Cholesterin	Über 40 mg/dl

Ⓕ Wie wird koronare Herzkrankheit behandelt?

Der Arzt wird Tabletten verschreiben, oder Sie müssen operiert werden. In der Tabelle auf S. 160–163 finden Sie eine Auswahl der Medikamente, die bei KHK verschrieben werden. Ist eine Operation notwendig, kommt entweder eine Bypass-Operation oder eine Koronarangioplastie infrage. Bei einer Bypass-Operation wird aus einem anderen Körperteil, z.B. dem Bein, ein Blutgefäß entnommen und gegen den verschlossenen Abschnitt der Arterie ausgetauscht, die zum Herzen führt. Bei der Koronarangioplastie wird mit einem aufblasbaren Röhrchen die teilweise verengte Arterie erweitert; das Röhrchen wird dann wieder entfernt. Manchmal wird auch ein Metallgerüst (Stent) in die Arterie implantiert, um sie offen zu halten.

Ⓕ Wie wird ein Herzinfarkt behandelt?

Bei einem Herzinfarkt muss sofort ein Krankenwagen gerufen werden. Die Rettungssanitäter werden Ihnen Aspirin geben und eine Infusion anlegen, um das Blut zu verdünnen. Im Krankenhaus wird man Ihnen zur Stabilisierung des Blutzuckerspiegels eine Insulininfusion anlegen (siehe S. 145). Blutdruck und Blutfettwerte werden behandelt und das Herz wird überwacht. Sobald Sie sich erholt haben, wird mit einem Rehabilitationsprogramm für das Herz begonnen. Möglicherweise müssen Sie zu Hause noch einige Monate Insulin spritzen, um das Risiko für einen weiteren Herzinfarkt gering zu halten.

Ⓕ Warum schmerzen meine Waden beim Gehen?

Möglicherweise leiden Sie an der peripheren arteriellen Verschlusskrankheit. Dabei sind die Blutgefäße in den Beinen teilweise verstopft. Beim Gehen werden die Muskeln nur unzureichend mit Blut versorgt und schmerzen. Bei stark ausgeprägter Erkrankung können Sie möglicherweise nur sehr kurze Strecken gehen.

Ⓕ Wie wird eine periphere arterielle Verschlusskrankheit behandelt?

Der Arzt kann Ihnen Tabletten zur Förderung der Durchblutung oder der Elastizität der Gefäße (siehe S. 160–161) verschreiben. Sind Ihre Arterien sehr stark verstopft, ist eine Operation in Form einer Angioplastie oder einer Bypass-Operation möglich (siehe links).

Ⓕ Was ist ein Schlaganfall?

Bei einem Schlaganfall wird die Blutzufuhr zum Gehirn durch ein Blutgerinnsel oder ein geplatztes Blutgefäß unterbrochen. Das Gehirn erhält dann keinen Sauerstoff mehr und einige Gehirnzellen sterben ab oder werden geschädigt. Ein Schlaganfall wird anhand der Symptome oder durch Aufnahmen vom Gehirn diagnostiziert. Inwieweit Sie sich nach einem Schlaganfall erholen, hängt davon ab, wie stark das Hirn geschädigt wurde. Der Hauptrisikofaktor für einen Schlaganfall ist ein hoher Blutdruck. Daher sollten Sie den Blutdruck im empfohlenen Bereich halten (siehe S. 117),um das Risiko zu senken.

Ⓕ Welche Symptome hat ein Schlaganfall?

Je nachdem, welche Hirnregion betroffen ist, können Bewegung, Sprache, Gedächtnis, Seh- und Hörvermögen oder Gleichgewicht beeinträchtigt sein. So kommt es z.B. zu undeutlicher Sprache, Doppelsehen, Schwindel, Schwäche oder Lähmungserscheinungen in einem Arm oder Bein, sowie zu Missempfindungen in der Körperhälfte, die der betroffenen Gehirnhälfte gegenüberliegt.

Ⓕ Wie wird ein Schlaganfall behandelt?

Die Behandlung richtet sich danach, welche Körperfunktionen durch den Schlaganfall beeinträchtigt wurden. Physiotherapie wird beispielsweise eingesetzt, um Gehen und Bewegung zu trainieren, eine Sprachtherapie dient zur Wiedererlangung der Kommunikationsfähigkeit.

Augenerkrankungen

(F) Bei mir wurden Anzeichen für eine Schädigung der Augen diagnostiziert. Besteht ein Zusammenhang mit Diabetes?

Sind Blutzuckerspiegel und Blutdruck über Jahre hinweg erhöht, werden die Gefäße der Netzhaut (am Augenhintergrund) brüchig und neigen zu Blutungen. Der Körper versucht, dies zu kompensieren, indem er neue Gefäße bildet, die jedoch ebenfalls schwach sind und leicht bluten. Diese Krankheit bezeichnet man als Retinopathie.

(F) Wie entsteht eine Retinopathie?

Die Blutgefäße in der Netzhaut werden leicht beschädigt, wenn der Blutzuckerspiegel chronisch erhöht ist oder das Blut mit hohem Druck durchfließt. Eventuell bestand der Diabetes schon Jahre, ohne dass Sie es bemerkten. Durch eine Senkung von Blutzuckerspiegel und Blutdruck können Sie ein Fortschreiten der Retinopathie verhindern.

(F) Welche Symptome hat eine Retinopathie?

Möglicherweise bemerken Sie keine Symptome. Ein erstes Anzeichen kann ein plötzlicher Sehverlust durch ein geplatztes Blutgefäß in der Netzhaut sein. Daher sind jährliche Augenuntersuchungen so wichtig.

(F) Gibt es verschiedene Stadien bei der Retinopathie?

Es gibt drei Stadien: nichtproliferative, präproliferative und proliferative Retinopathie. Bei der nichtproliferativen Retinopathie ist die Sicht nicht beeinträchtigt. In den nächsten beiden Stadien, wenn die Netzhaut neue Blutgefäße bildet, die zu Blutungen neigen, kommt es zu mehr oder weniger starken Beeinträchtigungen des Sehens. Wenn Sie an präproliferativer oder proliferativer Retinopathie leiden, besteht die Möglichkeit einer Behandlung durch Lasertherapie oder Operation.

Ⓕ **Was passiert, wenn eine Retinopathie unbehandelt bleibt?**

Schreitet die Retinopathie über den Augenhintergrund hinaus fort, kommt es zu einer Einschränkung oder dem Verlust der Sehkraft. Grund dafür sind die möglichen Komplikationen der Retinopathie: eine Makulopathie, die das zentrale Sehvermögen beeinträchtigt; eine Glaskörperblutung, d.h. eine Blutung in den Raum zwischen Linse und Netzhaut, eine Netzhautablösung, die mit plötzlichem Verlust des Sehvermögens einhergeht, und ein neovaskuläres Glaukom, d.h. eine Bildung neuer Blutgefäße im Bereich der Iris.

Ⓕ **Wie wird eine Retinopathie festgestellt?**

Es gibt eine Reihe von Tests, mit denen eine Retinopathie festgestellt werden kann. Man bittet Sie, Buchstabenreihen von einem Schaubild abzulesen. Daneben wird eine digitale Aufnahme des Augenhintergrunds angefertigt, wobei die Pupillen mit Augentropfen geweitet werden, oder der Arzt wird Ihre Augen mit einem Ophthalmoskop untersuchen. Bei fortgeschrittener Retinopathie wird eine Fluoreszenzangiographie durchgeführt. Dabei wird ein Farbstoff in die Armvene injiziert, die sich in den Blutgefäßen im Auge verteilt. Die Netzhaut wird dann mithilfe von Röntgenstrahlen untersucht.

Ⓕ **Wie wird eine Retinopathie behandelt?**

Die Behandlung hängt davon ab, wie weit die Krankheit fortgeschritten ist. Im Frühstadium ist keine Behandlung erforderlich, aber die Augen müssen alle sechs Monate fotografiert werden. Wenn die Retinopathie bereits fortgeschritten ist, wird eine Laserbehandlung beim Augenarzt durchgeführt. Mithilfe der Laserstrahlen werden die dünnen, neuen Blutgefäße, die sich gebildet haben, zerstört. Auch eine Makulopathie oder Glaskörperblutung wird mit Laser behandelt.

Mythos »Die Augenuntersuchung zeigt, ob Diabetes zu Augenschäden geführt hat«

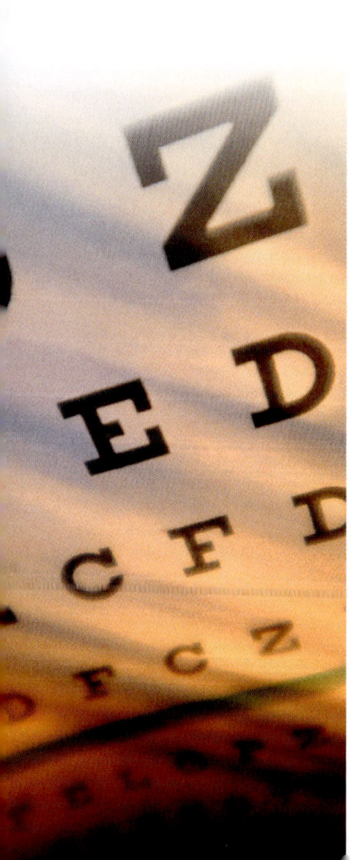

Wahrheit Nicht zwangsläufig. Um diabetesbedingte Augenschäden festzustellen, muss der Augenarzt besondere Untersuchungen vornehmen, z.B. den Augenhintergrund untersuchen oder nach Weitung der Pupillen mittels Augentropfen eine digitale Aufnahme der Netzhaut anfertigen. Diese Untersuchungen sind allerdings nicht Bestandteil der üblichen Kontrolle für Personen, die eine Brille tragen.

F Kann meine Sehkraft operativ wiederhergestellt werden?	Bei Glaskörperblutungen, neovaskulärem Glaukom oder Netzhautablösungen ist eine Operation möglich. Diese Komplikationen haben jedoch bereits zu großen Schäden an der Netzhaut geführt. Bei der Behandlung wird die Sehkraft so weit wie möglich gebessert werden.
F Habe ich ein hohes Risiko, an Grauem Star zu erkranken?	Ja; bei Personen, die an Diabetes leiden, kommt es häufiger zu Grauem Star. Grauer Star führt zum Eintrüben der Augenlinse.
F Wie macht sich das bemerkbar?	Durch die Linsentrübung gelangt nicht genug Licht ins Auge: Es kommt zum allmählichen Verlust der Sehkraft. Eventuell nehmen Sie einen »Lichthof« um helle Lichtquellen wahr.
F Wie wird Grauer Star behandelt?	Grauer Star entwickelt sich langsam und muss eventuell gar nicht behandelt werden. Wenn sich das Sehvermögen verschlechtert, wird der Graue Star unter örtlicher Narkose operativ entfernt, und eine neue Linse wird eingesetzt. Dadurch wird das Sehvermögen wiederhergestellt, es sei denn, die Sicht ist durch eine Retinopathie gestört.
F Ich sehe schlechter als früher. Wie kann ich meine Blutzuckermessungen und Injektionen durchführen?	Fällt es Ihnen schwer, den Blutzuckerspiegel zu messen, Tabletten einzunehmen, Insulin zu injizieren oder Maßnahmen gegen Unterzuckerung zu ergreifen, bitten Sie Ihren Arzt um leichter zu handhabende Geräte. Ein Blutzuckermessgerät mit Speicher kann von jemand anderem abgelesen werden. Ebenfalls hilfreich sind Geräte, mit denen bestimmte Insulindosen in den Körper abgegeben werden, oder eine Tablettenschachtel mit Unterteilungen für jeden Tag. Demnächst kommt ein Blutzuckermessgerät mit Sprachausgabe auf den Markt.

Nierenerkrankungen

Ⓕ Mein Arzt hat Spuren von Eiweiß in meinem Urin festgestellt. Was hat das zu bedeuten?

Das können die ersten Anzeichen einer Nierenschädigung, auch Nephropathie genannt, sein. Sind Blutdruck und Blutzuckerspiegel über lange Zeit erhöht, vielleicht schon bevor die Diagnose Diabetes gestellt wurde, können Sie an einer Nephropathie erkranken. Wird diese in diesem Frühstadium, der so genannten Mikroalbuminurie, entdeckt, kann eine Senkung von Blutzucker und Blutdruck die Krankheit aufhalten und die Nieren erholen sich wieder.

Ⓕ Wie merke ich, dass ich an Nephropathie leide?

Als Bestandteil der Diabetesvorsorge wird Ihr Arzt Ihren Urin ein- bis zweimal jährlich auf Eiweiß, ein Anzeichen für eine Nierenschädigung, untersuchen. Ein einmalig positives Testergebnis bedeutet noch nicht, dass Ihre Nieren geschädigt sind, denn auch eine Harnwegsinfektion wie z.B. eine Blasenentzündung (siehe S. 147) kann Eiweiß im Urin verursachen. Wenn im Test einmalig Eiweiß nachweisbar ist, werden weitere Tests durchgeführt. Zeigen auch diese Tests, dass die Nieren kontinuierlich Eiweiß ausscheiden, leiden Sie an Nephropathie.

Ⓕ Welche Stadien gibt es bei Nephropathie?

Es gibt drei Stadien: im Frühstadium, der Mikroalbuminurie, befinden sich in Ihrem Urin winzige Mengen eines Eiweißes, dem Albumin. Im zweiten Stadium, der Proteinurie, befinden sich in Ihrem Urin größere Mengen an Eiweiß und die Nieren sind möglicherweise bereits dauerhaft geschädigt. Das dritte Stadium ist die terminale Niereninsuffizienz. Die Nieren arbeiten nicht mehr, weil sie keine Abfallprodukte mehr aus dem Blut filtern können.

F Welche Symptome hat eine Nephropathie?

Im Frühstadium haben Sie wahrscheinlich keine Symptome. Verliert Ihr Körper jedoch große Mengen Eiweiß und Sie werden nicht behandelt, bleibt Flüssigkeit im Körper und es kommt zu geschwollenen Knöcheln oder Beinen, Kurzatmigkeit, Müdigkeit, Übelkeit und Juckreiz. Bei terminaler Niereninsuffizienz kommt es zum Anschwellen von Gesicht, Gliedmaßen und Bauch, zu Gewichtsverlust, stark verringerten Harnmengen, starkem Jucken der Haut, Lethargie und Übelkeit.

F Wie wird eine Nephropathie behandelt?

Zuerst verschreibt der Arzt ACE-Hemmer (siehe S. 160), um den Eiweißverlust durch die Nieren zu reduzieren. Der Blutdruck wird regelmäßig überwacht und notfalls behandelt. Mindestens zweimal jährlich werden zur Überprüfung der Nierenfunktion Blut und Urin untersucht sowie der HbA1c-Wert ermittelt (siehe S. 113–114). Der Arzt wird Sie bitten, weniger zu trinken und die Zufuhr von Eiweiß, Kalium oder Salz zu reduzieren, um die Bildung von Abfallstoffen zu vermeiden. Eine spezielle Ernährungsberatung ist zu empfehlen.

F Was bedeutet Dialyse?

Wenn Ihre Nieren nicht länger in der Lage sind, das Blut zu filtern und die Abfallprodukte auszuscheiden, kann eine Dialyse diese Funktion übernehmen. Es gibt zwei Formen der Dialyse: bei der Hämodialyse wird das Blut durch eine Maschine gepumpt (entweder im Krankenhaus oder zu Hause). Die andere Methode ist die Peritonealdialyse, die Sie täglich selber vornehmen können, indem Sie eine Spezialflüssigkeit durch ein Röhrchen in die Bauchhöhle leiten und nach einigen Stunden zusammen mit den Abfallprodukten des Körpers wieder ausleiten.

Diabetisches Fußsyndrom

F Mein Arzt sagt, ich leide an peripherer Neuropathie. Was versteht man darunter?

Es bedeutet, dass die Nerven, die die Extremitäten des Körpers versorgen, als Folge eines ständig erhöhten Blutzuckerspiegels geschädigt sind. Periphere Neuropathie verursacht Schmerzen oder verringert die Empfindlichkeit in Zehen und Füßen, wobei Bereiche eines oder beider Füße und Unterschenkel betroffen sein können. In seltenen Fällen betrifft es sogar Arme und Hände.

F Woher weiß ich, dass ich an peripherer Neuropathie leide?

Die Symptome hängen davon ab, welche Nerven geschädigt wurden. Eventuell empfinden Sie ein kribbelndes, brennendes, prickelndes Gefühl; kurze stechende oder brennende Schmerzen, die nachts besonders heftig sind; Taubheit oder Verlust des Schmerz- oder Temperaturempfindens, sowie extremen Berührungsschmerz. Auch keine oder wechselnde Symptome sind möglich. Ihr Arzt wird Ihre Reflexe und Ihre Reaktion auf leichte oder feste Berührung untersuchen.

F Wie wird periphere Neuropathie behandelt?

Der Arzt kann Ihnen Tabletten verschreiben. Antidepressiva sowie krampflösende Mittel lindern die Schmerzen. Auch Salben können helfen. Wenn die Bettdecke Ihnen an den Füßen und Beinen unangenehm ist, können Sie als Schutz eine Klarsichtfolie über die empfindlichen Stellen legen, oder eine Vorrichtung verwenden, die die Bettdecke weg hält. Wenn die Neuropathie fortschreitet, lassen die Schmerzen allerdings nach, da die Nerven zunehmend geschädigt werden. Sie sollten Ihre Füße täglich kontrollieren und pflegen (siehe S. 137) und spezielle Schuhe tragen, die nicht drücken.

(F) Gibt es bei peripherer Neuropathie Komplikationen?

Sie können an Fußgeschwüren oder dem Charcot-Fuß erkranken. Geschwüre bilden sich an den Fußsohlen und anderen druckbelasteten Stellen – z.B. unter Hornhautschwielen – oder als Folge einer Verletzung, wie z.B. eine Verbrennung (oft durch Anwendung einer Wärmflasche) oder eine Blase (scheuernde Schuhe). Beim Charcot-Fuß werden die Fußknochen geschädigt und verschoben.

(F) Was soll ich tun, wenn ich ein Fußgeschwür bekomme?

Geschwüre müssen behandelt werden, u.a. mit Antibiotika. Der Arzt wird das infizierte Gewebe abtragen und die Stelle verbinden. Sie sollten jeden Druck auf das Geschwür vermeiden und müssen wahrscheinlich mehrere Wochen lang einen Gips tragen. Eine gute Blutzuckereinstellung unterstützt den Heilungsprozess und verhindert, dass das Geschwür wieder auftritt. Heilt es nicht, muss ein Teil des Fußes amputiert werden.

(F) Was passiert, wenn ich einen Charcot-Fuß bekomme?

Zuerst ist der Fuß heiß, geschwollen und schmerzhaft. Der Zustand wird sich über 2–3 Monate weiter verschlechtern. Ihre Knochen werden dünner und brüchiger; es kann zu einem Bruch oder einer Verrenkung der Gelenke kommen, was zu einer Verformung des Fußes führt. Die Behandlung besteht in der Entlastung der betroffenen Teile des Fußes, kurzfristig durch Tragen eines Gips und langfristig durch spezielle Schuhe.

(F) Bei mir wurde eine periphere Minderdurchblutung festgestellt. Was ist das?

Minderdurchblutung oder Ischämie bedeutet, dass durch eine Arterienverengung die Blutversorgung eingeschränkt ist und bestimmte Körperteile nicht ausreichend mit Sauerstoff versorgt werden. Arme und Beine sind davon am ehesten betroffen, da sie vom Herzen am weitesten entfernt sind.

Ⓕ Wie erkenne ich, dass ich an einer peripheren Minderdurchblutung leide?

Zu den Symptomen gehören krampfartige Wadenschmerzen beim Gehen, kalte, bleiche Füße, schlecht heilende Wunden oder Verletzungen sowie Fußgeschwüre. Eventuell treten aber keine Symptome auf. Bei der jährlichen Kontrolle (siehe S. 120–121) überprüft der Arzt den Fußpuls. Ein schwacher oder nicht tastbarer Puls ist Zeichen einer Minderdurchblutung.

Ⓕ Wie wird eine periphere Minderdurchblutung behandelt?

Der Arzt wird Sie regelmäßig untersuchen. Geben Sie das Rauchen auf. Eventuell müssen Sie operiert werden. Ihre Arterien können durch eine Angioplastie erweitert werden, oder die geschädigten Blutgefäße werden in einer Bypass-Operation ersetzt. Ist eine Operation nicht möglich und die Blutzufuhr zu den Beinen blockiert, müssen der betroffene Teil des Fußes, der gesamte Fuß oder das Bein amputiert werden.

Ⓕ Gibt es Komplikationen bei der peripheren Minderdurchblutung?

Ja. Sie können an Fußgeschwüren und Gangrän erkranken. Fußgeschwüre treten meist am seitlichen Fuß auf. Es ist wichtig, zu verhindern, dass sich aus Geschwüren ein Gangrän entwickelt. Dabei wird die Blutversorgung eines Bereiches am Fuß unterbrochen und das betroffene Gewebe stirbt ab. Ein Gangrän muss durch Amputation des betroffenen Bereichs gestoppt werden.

Ⓕ Kann ich sowohl an peripherer Neuropathie als auch an peripherer Minderdurchblutung erkranken?

Ja. Bei Diabetes kann es sowohl zu einer Schädigung der Nerven als auch zu Durchblutungsstörungen kommen. Beine und Füße sind dabei am meisten gefährdet. Leiden Sie sowohl an peripherer Minderdurchblutung als auch an peripherer Neuropathie, der so genannten Neuroischämie, sind Sie anfällig für Fußgeschwüre, Charcot-Fuß (siehe S. 191) und Gangrän.

F Wie kann ich vermeiden, dass es bei Minderdurchblutung und Neuropathie zu Komplikationen kommt?

Kontrollieren Sie Ihre Füße täglich auf Wunden und halten Sie die Zehenzwischenräume trocken. Tragen Sie jeden Tag unparfümierte Feuchtigkeitscreme auf. Vermeiden Sie Schwielen und wenden Sie sich selbst bei leichten Problemen an den Arzt. Mehr Informationen finden Sie auf den Seiten 135–137.

MERKMALE EINES DIABETISCHEN FUSSSYNDROMS

Periphere Neuropathie und periphere Minderdurchblutung verursachen unterschiedliche Probleme und unterscheiden sich durch ihre Merkmale. Bei manchen Menschen treten beide Erkrankungen gleichzeitig auf.

PERIPHERE NEUROPATHIE	PERIPHERE MINDERDURCHBLUTUNG
Warme Haut.	Kühle oder kalte Haut.
Keine Sensibilität in einem oder beiden Füßen.	Sensibilität normal oder reduziert.
Rosige oder normale Hautfarbe.	Blasse oder bläuliche Färbung.
Meist schmerzlos, Schmerzen können nachts am heftigsten sein.	Schmerzhaft bei Belastung oder in Ruhe zu jeder Tageszeit.
Normale oder erhöhter Fußpuls.	Schwacher oder nicht tastbarer Fußpuls.
Hornhautschwielen.	Keine Hornhaut.
Reduzierte Reflexe.	Normale Reflexe.
Neigung zu Geschwüren an druckbelasteten Stellen, z.B. den Fußsohlen.	Neigung zu Geschwüren an den Fußseiten.
Kann zu Charcot-(deformierten) Füßen führen.	Kann zu Gangrän führen.

Depressionen

F Welcher Zusammenhang besteht zwischen Diabetes und Depressionen?

Wenn Sie Diabetes haben, machen Sie sich wahrscheinlich Sorgen über mögliche diabetische Spätfolgen, die Auswirkungen auf Ihr zukünftiges Leben und Ihre lebenslange Erkrankung. Möglicherweise bereitet es Ihnen auch Mühe, sich jeden Tag um den Diabetes zu kümmern. Wenn Sie nur mit Mühe zurechtkommen oder das Gefühl haben, Ihre Gesundheit nicht im Griff zu haben, sind Sie anfälliger für Depressionen. Wenn Sie deprimiert sind, besteht darüber hinaus die Gefahr, dass Sie ihre diabetesbedingten Pflichten vernachlässigen.

F Wie kann ich eine Depression verhindern?

Alles, was Ihnen das Gefühl vermittelt, erfolgreich und nützlich zu sein und die Dinge im Griff zu haben, kann dazu beitragen, eine Depression zu vermeiden. Verbringen Sie Zeit mit Freunden oder der Familie, oder widmen Sie sich Ihrer Lieblingsbeschäftigung oder einem Hobby. Auch Arbeit und ehrenamtliche Tätigkeiten stärken das Selbstwertgefühl. Körperliche Betätigung (siehe S. 78–79) kann dazu beitragen, eine Depression zu vermeiden oder eine bestehende Depression zu bekämpfen. Achten Sie auf die möglichen Anzeichen einer Depression (siehe rechts) und sprechen Sie mit jemandem über Ihre Gefühle, um so eine Depression zu vermeiden.

F Was kann ich tun, damit es mir besser geht, wenn ich deprimiert bin?

Sprechen Sie mit Ihrem Partner, einem Freund oder Familienangehörigen. Scheuen Sie sich nicht davor, jemanden zu bitten, Ihnen nur zuzuhören. Wenn Sie deprimiert sind, sollten Sie sich realistische Ziele setzen. Nehmen Sie sich Zeit für Dinge, die Ihnen Spaß machen.

Ⓕ **Wie kann ich mich um den Diabetes kümmern, wenn ich deprimiert bin?**

Versuchen Sie, sich kleine Ziele zu setzen, z.B. Ihre Tabletten acht- oder neunmal statt zehnmal zu nehmen, oder den Blutzucker wenigstens einmal pro Tag zu messen. Wenn Sie Probleme haben, sollten Sie mit Ihrem Arzt sprechen.

Ⓕ **Wie werden Depressionen behandelt?**

Ihr Arzt wird Ihnen eine Psychotherapie, Antidepressiva oder beides verschreiben. Eine Gesprächstherapie kann Ihnen dabei helfen, zu einer neuen Einstellung zu finden. Antidepressiva erhöhen die Konzentration von einer oder zwei chemischen Verbindungen im Gehirn: Serotonin und Noradrenalin. Bei den meisten Antidepressiva dauert es einige Wochen, bis die volle Wirkung einsetzt. Es wird empfohlen, Antidepressiva über mindestens sechs Monate zu nehmen.

SO ERKENNEN SIE EINE DEPRESSION

Bei einer Depression können folgende Symptome auftreten, entweder einzeln oder in Kombination.

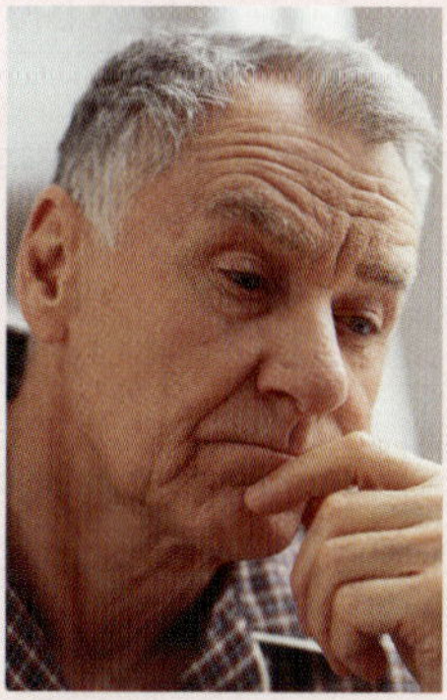

Sie sind andauernd traurig, pessimistisch oder machen sich wenig Hoffnungen über Ihr Leben; können sich an nichts erfreuen.

Sie verlieren das Interesse an Aktivitäten und Beziehungen.

Sie sind ängstlich oder weinerlich.

Sie leiden an Schlafstörungen oder wachen frühmorgens auf.

Sie fühlen sich ständig antriebsarm und ohne Energie.

Es fällt Ihnen schwer, sich zu konzentrieren und zu motivieren.

Erektionsstörungen

F Ich habe in letzter Zeit Erektionsstörungen. Kann Diabetes die Ursache sein?

Sind Ihre Blutgefäße oder Nerven als Folge des Diabetes geschädigt, kann die Fähigkeit, eine Erektion zu erzielen, beeinträchtigt werden. Erektionsstörungen treten jedoch auch als Nebenwirkung von Betarezeptorenblockern (gegen Bluthochdruck) auf. Weitere Ursachen sind Depressionen, Stress, Angstzustände, Beziehungsprobleme sowie Rauchen und Alkoholkonsum. Wenn Ihre Erektionsstörung mit Diabetes zusammenhängt, wird sie wahrscheinlich langsam fortschreiten und Sie werden eventuell gar keine Erektion mehr erreichen können.

F Wie finde ich heraus, was meine Erektionsstörung verursacht?

Durch eine Messung des Blutdrucks, eine körperliche Untersuchung und eine Blutanalyse zur Bestimmung der Testosteron- und Thyroxinwerte (zwei Hormone, die die sexuelle Erregbarkeit steuern). Daneben kann eine Untersuchung auf autonome Neuropathie (siehe S. 199) oder periphere Neuropathie durchgeführt werden, die ebenfalls durch Nervenschäden hervorgerufen werden. Der Arzt wird Sie nach Ihrem Alkoholkonsum fragen und wissen wollen, wann und wie oft Sie eine Erektion erreichen.

F Kann ich selbst etwas gegen Erektionsstörungen tun?

Versuchen Sie, Ihren Blutzuckerspiegel so gut wie möglich einzustellen, geben Sie das Rauchen auf und reduzieren Sie Ihren Alkoholkonsum (siehe S. 64–65).

F Welche Behandlungsmöglichkeiten gibt es?

Neben Tabletten (siehe rechts) gibt es Hilfsmittel, um eine Erektion zu erzielen, z.B. eine Vakuumpumpe oder Penisimplantate. Fragen Sie Ihren Arzt danach oder wenden Sie sich an eine der Kontaktadressen auf S. 200.

(F) Ich bin in den letzten Monaten impotent geworden. Wie kann ich mit meiner Frau darüber reden?

Suchen Sie das Gespräch, selbst wenn es Ihnen schwer fällt, über die Erektionsschwierigkeiten zu reden. Erklären Sie Ihrer Partnerin, dass Ihnen das Thema zwar unangenehm ist, dass es aber für Sie leichter ist, wenn sie darüber Bescheid weiß. Tauschen Sie sich aus, wie Sie sich ihr Sexualleben vorstellen und welche Behandlungsmöglichkeiten es gibt. Dadurch lernen Sie Ihre und die Bedürfnisse Ihrer Partnerin besser kennen.

TABLETTEN BEI EREKTIONSSTÖRUNGEN

Zur Behandlung von Erektionsstörungen kann der Arzt unterschiedliche Medikamente verschreiben.

MEDIKAMENT	EINNAHMEZEITPUNKT/WIRKDAUER	HINWEISE
Sildenafil und Vardenafil	Eine Stunde vor dem Geschlechtsverkehr. Sildenafil wirkt 6–8 Stunden, Vardenafil bis zu 48 Stunden.	Sollte nicht zusammen mit nitrathaltigen Medikamenten gegen Angina pectoris oder Bluthochdruck eingenommen werden – eine Kombination der beiden Medikamente kann zu sehr niedrigem Blutdruck führen.
Tadalafil	30 Minuten bis 12 Stunden vor dem Geschlechtsverkehr. Wirkt bis zu 24 Stunden.	Sollte nicht zusammen mit nitrathaltigen Medikamenten eingenommen werden (siehe oben).
Apomorphinhydrochlorid	20 Minuten vor dem Geschlechtsverkehr. Wirkt bis zu 8 Stunden.	Darf mit nitrathaltigen Medikamenten kombiniert werden.

Weitere Komplikationen

Ⓕ **Welche Komplikationen können sonst noch auftreten?**

Es gibt zwei weitere diabetesbedingte Spätfolgen: Lipohypertrophie und autonome Neuropathie. Lipohypertrophie entsteht als Folge der Insulininjektionen, d.h. wenn Sie Diabetes mit Tabletten oder gesunder Ernährung und Bewegung einstellen, besteht keine Gefahr. Die autonome Neuropathie ist eine dauerhafte Schädigung der Nerven, die wir nicht bewusst steuern können.

Ⓕ **Woher kommen die Beulen an den Insulininjektionsstellen?**

Sie leiden an einer Lipohypertrophie. Damit bezeichnet man Fettablagerungen unter der Haut, die entstehen, wenn Insulin ständig in dieselbe Stelle injiziert wird. Wenn Sie jahrelang in kleine Bereiche spritzen, kommt es häufig zu einer Lipohypertrophie, sie kann aber auch schon nach wenigen Monaten auftreten.

Ⓕ **Was sind die Symptome einer Lipohypertrophie?**

Wenn Sie mit der Hand über die Injektionsstellen streichen, spüren Sie möglicherweise Beulen unter der Haut. Wenn die Injektionen nicht schmerzen, sind durch die wiederholten Injektionen die Nerven an der betreffenden Stelle geschädigt. Lipohypertrophie kann dazu führen, dass der Blutzuckerspiegel von Tag zu Tag schwankt, da das Insulin aufgrund der Beulen unter der Haut nicht richtig aufgenommen wird.

Ⓕ **Wie kann ich eine Lipohypertrophie vermeiden?**

Sie können eine Lipohypertrophie vermeiden, indem Sie jedes Mal in eine andere Stelle injizieren und die Körperstellen, an denen Sie injizieren, regelmäßig wechseln. Spritzen Sie nicht in die betroffenen Bereiche, dann verschwinden die Beulen mit der Zeit von selbst.

Ⓕ Was versteht man unter autonomer Neuropathie?

Die autonome Neuropathie bezeichnet eine Schädigung der Nerven, die jene Körperteile steuern, die wir nicht bewusst bewegen können. Dazu gehören z.B. die Nerven, die die Körpertemperatur, die Herzfrequenz und die Verdauung regeln. Bei Männern können die Nerven geschädigt sein, die eine Erektion bewirken. Bei der autonomen Neuropathie ist der Blutzuckerspiegel über Jahre hinweg chronisch erhöht, und zwar schon bevor bei Ihnen die Diagnose Diabetes gestellt wurde.

Ⓕ Welche Symptome hat die autonome Neuropathie?

Die Symptome hängen davon ab, welche Nerven betroffen sind. Mögliche Symptome sind vermehrtes oder vermindertes Schwitzen; sehr trockene Haut; Völlegefühl oder Übelkeit, Erbrechen nach einer Mahlzeit, Durchfall oder Verstopfung; Schwindelgefühle beim Aufstehen (die so genannte orthostatische Hypotonie); schlechte Belastbarkeit, da sich die Herzfrequenz nicht wie üblich erhöht oder verringert; keine vollständige Blasenentleerung; Erektionsstörungen und eine gestörte Wahrnehmung von Symptomen einer Unterzuckerung.

Ⓕ Kann die autonome Neuropathie behandelt werden?

Eine Behandlung ist abhängig davon, wie ausgeprägt die Symptome sind. Eine autonome Neuropathie ist in den meisten Fällen unheilbar und so zielt eine Behandlung darauf ab, die Symptome zu lindern. Der Arzt wird Ihnen möglicherweise Tabletten gegen Übelkeit oder Durchfall verschreiben, oder die Magenentleerung muss operativ ermöglicht werden. Wenn Sie nach dem Aufstehen häufig in Ohnmacht fallen, wird der Arzt eventuell die Blutdrucktherapie anpassen.

Nützliche Adressen

Deutscher Diabetiker Bund e.V.
Bundesgeschäftsstelle
Goethestr. 27, 34119 Kassel
Tel.: 0561/7034770
Fax: 0561/7034771
www.diabetikerbund.de

Deutsche Diabetes-Union e.V.
Prof. Dr. med. Eberhard Standl
Städt. Krankenhaus München-Schwabing, III Med. Abt.
Kölner Platz 1, 80804 München
Tel.: 089/3068-2523
Fax: 089/3068-3906
www.diabetes-union.de

Deutsche Diabetes-Gesellschaft
Geschäftsstelle Berufsgenossenschaftliche Kliniken
Bergmannsheil Universitätsklinik
Bürkle-de-la-Camp-Platz 1, 44789 Bochum
Tel.: 0234/97889-0
Fax: 0234/97889-21
www.deutsche-diabetes-gesellschaft.de

Bund diabetischer Kinder und Jugendlicher e.V.
Hahnsbrunner Str. 46, 67659 Kaiserslautern
Tel.: 0631/76488
Fax: 0631/97222
www.bund-diabetischer-kinder.de

Bürger- und Patienteninformationssystem
www.diabetes-deutschland.de

Deutsches Diabetes-Forschungsinstitut an der Heinrich-Heine-Universität Düsseldorf
Auf'm Hennekamp 65, 40225 Düsseldorf
Tel.: 0211/3382-0
Fax: 0211/3382-603
www.ddz.uni-duesseldorf.de

Diabetes-Journal
Verlag Kirchheim + Co GmbH
Postfach 2524, 55015 Mainz
Tel.: 06131/96070-0
Fax: 06131/96070-70
www.diabetes-journal-online.de

Deutsche Diabetes-Stiftung
Am Klopferspitz 19, 82152 Martinsried
Tel.: 089/579579-0
Fax: 089/579579-19
www.diabetesstiftung.de

Bundesverband Klinischer Diabetes-Einrichtungen e.V.
Bundesgeschäftsstelle
Martinistr. 44, 20251 Hamburg
Tel.: 040/4668-338
Fax: 040/4668-339
www.bvkd.de

Elterninitiative diabetischer Kinder und Jugendlicher e.V.
Daimlerstr. 87, 41462 Neuss
www.diabeteskinder-Typ1.de

Österreichische Diabetes Gesellschaft
Sekretariat
Währingerstr. 76/13, A-1090 Wien
Tel.: 0650/7703378
Fax: 01/2645229
www.oedg.org

Schweizerische Diabetes-Gesellschaft
Generalsekretariat
Rütistrasse 3 A, 5400 Baden
Tel.: 056/2001790
Fax: 056/2001795
www.diabetesgesellschaft.ch

Register

A

B

C

D

E

F

G

H

I, J

K

L

M

N

O

P

R

S

T

U

V

WXYZ

Über die Autorinnen

Rosemary Walker und Jill Rodgers haben viele Jahre lang als Fachkrankenschwestern für Diabetes gearbeitet und bei verschiedenen Initiativen zur Verbesserung der Versorgung von Diabetikern in vorderster Linie mitgewirkt. Seit 2002 sind sie in einer eigenen Beratungsstelle tätig. Gemeinsam bieten sie Diabetes-Fortbildungen für Mediziner an. Ziel ihrer Arbeit ist die Stärkung der Eigeninitiative der Betroffenen, die mit ihrer Diabeteserkrankung umgehen müssen. Bereits ihr erstes Buch *Diabetes. Die Krankheit verstehen – die Lebensqualität erhalten* haben sie aus diesem Blickwinkel geschrieben.

Dank der Autorinnen

Wir danken all denen, die uns geholfen haben, den Inhalt dieses Buches zu erarbeiten. Unser besonderer Dank gilt den vielen Menschen mit Diabetes, die uns mit ihren Gedanken und Empfindungen wertvolle Erkenntnisse darüber gegeben haben, was ihnen zur Verbesserung ihrer Lebenssituation als Diabetiker wichtig ist. Des Weiteren danken wir Janet Mohun vom Verlag Dorling Kindersley sowie unseren Freunden, Familien und Kollegen, die uns mit vielerlei Ermutigung und Unterstützung begleitet haben.

Dank des Verlages

Dorling Kindersley dankt Jenny Ott, Armanda Vezey und Emma Bunn von Diabetes UK für ihren fachlichen Rat, Frances Vargo für die Bildrecherche, Hilary Bird für die Erstellung des Registers und Ann Baggaley für das Korrektorat.

Bildnachweis

Umschlag vorne: Corbis/Jose Luis Pelaez, Inc. (ul); Zefa/A. Green (um); hinten: Getty Images/Stone/Bruce Ayres (ol); Corbis/Tom Stewart (or); 2: Alamy/Stock Connection Distribution/Phoebe Dunn; 7l: Getty Images/Food Pix/Jonelle Weaver, Getty Images/Altrendo Images (m); 8: Corbis/Jose Luis Pelaez, Inc.; 22: Corbis/Tom Stewart; 32: Getty Images/Taxi/Adamsmith; 36l: Science Photo Library/Faye Norman; 37: Science Photo Library/BSIP, LENEE; 40: Alamy/Stock Connection Distribution/Lew Lause; 44: Getty Images/Photo Alto/Jean-Blaise Hall; 50: Anthony Blake Photo Library/J. Lee Studios; 63: Corbis/Michael Keller (o); 76: Corbis/Layne Kennedy; 80: Corbis/Jose Luis Pelaez, Inc.; 90: Getty Images/Photonica/White Packert; 91: Getty Images/Taxi/Justin Pumfrey; 97: Getty Images/Photonica/Steve Ibb; 98: Corbis/Steve Prezant; 116: Getty Images/Stone/Charles Thatcher; 122: Corbis/Norbert Schaefer; 134: Getty Images/Taxi/Nick White; 140: Corbis/Chuck Savage; 141: Getty Images/Taxi/Deborah Jaffa; 148: Corbis/Norbert Schaefer; 154: Getty Images/Taxi/Michael Goldman; 178: Science Photo Library/Custum Medical Stock Photo; 186: Getty Images/Stone/Dave Crosier; 195: Corbis/JLP/Sylvia Torres.

Weitere Informationen unter: www.dkimages.com